치유비니요가를 위한

기능해부학

치유비니요가를 위한

기능해부학

김국성 지음

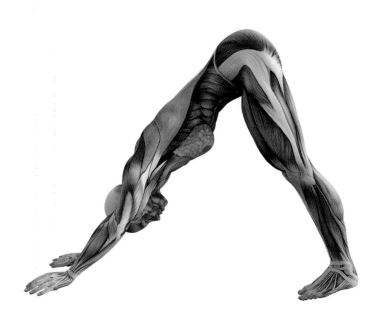

황소걸음
아카데미
Slow & Steady

치유비니요가를 위한
기능해부학

펴낸날 2019년 7월 22일 초판 1쇄
지은이 김국성
만들어 펴낸이 정우진 강진영
펴낸곳 서울시 마포구 토정로 222 한국출판콘텐츠센터 420호
편집부 (02) 3272-8863
영업부 (02) 3272-8865
팩 스 (02) 717-7725
홈페이지 www.bullsbook.co.kr
이메일 bullsbook@hanmail.net
등 록 제22-243호(2000년 9월 18일)

**황소걸음
아카데미**
Slow & Steady

ISBN 979-11-86821-37-4 93510

교재 검토용 도서의 증정을 원하시는 교수님은
출판사 홈페이지에 글을 남겨 주시면 검토 후 책을 보내드리겠습니다.

이 도서의 국립중앙도서관 출판시도서목록(CIP)은 서지정보유통지원시스템 홈페이지(http://seoji.nl.go.kr)와
국가자료공동목록시스템(http://www.nl.go.kr/kolisnet)에서 이용하실 수 있습니다.
(CIP제어번호 : CIP2019026350)

현대인의 몸과 마음을 치유하기 위한 책

조옥경
서울불교대학원대학교

비니요가(viniyoga)에서 비니란 '차별' '적용' '활용'을 의미하는 산스크리트어다. 비니요가는 개별화에 초점을 둔 일대일 맞춤식 요가로, 수련자의 특성과 수준, 상황에 맞춰 아사나의 움직임을 단계별로 나누고 순서에 따라 연속해서 하도록 돕는다. 비니요가를 처음 개발한 사람은 현대 요가의 아버지 격인 크리슈나마차리아(Krishnamacharya)이고, 그의 아들 데시카차르(Desikachar)가 이를 대중에게 교육하고 전 세계에 보급했다.

사람들은 산업 시대를 거쳐 정보화 시대로 접어들면서 점점 더 개별화하는 경향이 있다. 일상 용품도 개인의 취향과 기호에 따라 맞춤식으로 주문생산 하듯이, 요가 인구가 200만을 훌쩍 넘은 국내 상황에서 집단을 대상으로 요가를 지도하던 시대를 지나 5명 내외 소규모 집단이나 한 사람을 위한 요가가 주목받고 있다. 비니요가는 이런 개별화 요구를 충족한다. 사람마다 신체적·심리적 조건이 다르고, 잠재력과 목표, 가용한 수단이 다르기 때문에 표준화된 요가 시퀀스를 일률적으로 적용하는 데 한계가 있다. 집단 요가 수련 과정에서 부상을 당하는 경우가 15% 정도에 이른다는 사실은 이 점을 더 잘 보여준다.

이 책은 대표적인 치유 요가인 비니요가를 기능해부학 관점에서 서술한다. 요가는 몸-정서-마음-영혼을 총체적으로 다루면서 궁극적으로는 깨달음을 지향하는 수련법이다. 요가를 치료에 적용할 때는 몸과 마음에 중점을 둔다. 따라서 요가 지도자는 인간의 몸에 관련한 해부학과 생리학, 마음에 관련한 심리학의 기본 지식을 익힐 필요가 있다. 일반 수련자도 이런 지식을 갖춘다면 자신의 몸과 마음의 작용 방식을 더 잘 이해할 수 있을 것이다. 특히 기능해부학은 구체적인 움직임에 따른 해부학적 지식을 제공하기 때문에 비니요가의 특성인 빈야사 크라마(vinyasa krama)의 원리와 실제 활용에서 큰 도움이 될 수 있다.

7장에서는 거북목, 둥근어깨 자세, 척추후만증, 요추전만증, 척추측만증, 골반 전방 경사(AS)와 골반 후방 경사(PI), 'O 자형'인 내반슬과 'X 자형'인 외반슬에 관여하는 근육과 이에 대한 비니요가의 적용을 다룬다. 이는 현대인의 자세와 생활 습관에서 파생하는 대표적인 척추 관련 증상이다. 이 책은 이런 증상으로 고생하고 고민하는 사람을 위한 안내서이기도 하다. 부디 많은 사람들이 이 책을 읽고 건강을 되찾고, 더 행복하게 살 수 있었으면 좋겠다.

삶을 좀 더 풍요롭고 건강하게 해줄 길잡이

이의수
디지털서울문화예술대학교 사회체육학과 학과장

요가는 명상과 호흡, 스트레칭이 결합된 복합적인 심신 수련법이자 남녀노소 누구나 즐길 수 있는 대중적인 스포츠다. 심신 수련, 자세 교정, 질병 치료, 취미 활동 등 저마다 요가를 시작하는 이유는 다르지만, 막상 그 매력에 빠져들면 쉽게 헤어나지 못할 만큼 강한 매력이 있다. 그렇기 때문에 국내에서도 요가 인구가 지속적으로 늘어나고, 특히 최근 들어서는 개개인의 특성에 맞춰 실시되는 비니요가에 대한 관심이 급증하는 추세다.

사실 다이내믹한 스포츠를 좋아하는 나는 요가에 조예가 깊지 않다. 하지만 인체해부학으로 시작해서 근육과 뼈, 관절에 대해 완전히 이해한 뒤, 차별화 전략으로 구성된 비니요가를 접하고 나니 동작 하나하나가 얼마나 세심하고 인체공학적인 측면을 배려한 것인지 깨닫게 되었다.

이 책은 분명 요가 전문가뿐만 아니라, 나처럼 요가를 잘 모르는 사람에게도 삶을 좀 더 풍요롭고 건강하게 해줄 길잡이가 되리라 믿는다.

머리말

치유비니요가는 인체의 균형을 유지하고, 내면 깊은 곳에 존재하는 마음을 깨닫고 치유하기 위해 하는 수련이다. 치유비니요가를 제대로 수련하기 위해서는 인체가 움직이는 원리를 알아야 하며, 그 원리를 알기 위해서는 기능해부학을 알아야 한다. 《요가수트라》1장 2절에 따르면 요가를 하는 근본 목적은 마음 작용을 조절하는 것으로, 사람의 몸에 존재하며 작용하는 마음의 소리를 듣기 위해 육체와 정신과 호흡의 수련을 중요하게 다룬다.

요가는 인체를 정화하는 것으로 시작한다. 정화는 곧 균형과 조화다. 따라서 인체의 구조와 기능을 탐색하고 통찰해야 하며, 바른 움직임으로 수행해야 한다. 깊은 통찰을 통해 몸과 마음을 바르게 움직이는 것이 건강한 삶과 생명의 근원을 깨닫는 기초다.

요가를 가르치는 이와 수련하는 이가 신체를 바르게 알고 요가의 본질을 이해해, 몸과 정신의 건강을 치유하고 참된 나를 깨닫기 위해 가는 길목에 필요한 기초 공사를 하는 마음으로 집필했다. 이 책이 요가를 지도하거나 지도하려는 분들에게 작은 도움이 된다면 참으로 기쁘겠다.

이 책은 3부 7장으로 구성했다. 1부는 기능해부학을, 2부는 하타비니요가를, 3부는 치유비니요가를 다뤘다. 1장에서는 해부학의 용어, 방향과 움직임, 관절 가동 범위 등 반드시 알아야 할 기본 개념과 원리 그리고 치유비니요가를 수행할 때 적용되는 기준을 실었다. 2장에서는 골격계의 기능과 구조, 관절의 형태와 표지점의 역할과 특징을, 3장에서는 근육계와 근신경, 결절과 통증에 대해 서술했다. 4장에서는 골격근의 기능을 상세히 다뤘다. 5장에서는 하타비니요가의 이론적 근거와 실제 수련에서 적용할 수 있는 아사나(자세, 동작)를 제시하고 일반 수련 프로그램을 제공한다. 6장에서는 하타비니요가와 적용되는 호흡과 명상에 대한 내용을 서술했다. 마지막으로 7장은 바르지 않은 자세와 생활 습관 때문에 나타나는 증상의 원인과 치유 원리, 실전에서 적용할 수 있는 아사나를 입체적으로 다뤘다.

이 책은 오랜 시간 수련과 성찰을 거쳐 만든 결과물이다. 단순한 기능해부학이나 요가 자세 설명서와는 의미가 다르다. 독자들이 이 책을 통해 인간의 움직임(생명)에 내재된 본질(마음)에 다가갔으면 하는 마음 간절하다.

이 책이 나오기까지 여러분의 도움을 받았다. 먼저 모델을 해주신 황소영 선생님, 부족한 책이 세상의 빛을 보게 해주신 도서출판 황소걸음 식구들 그리고 사랑하는 아내와 딸에게 감사의 마음을 전하고 싶다. 재야 선후배님의 따뜻한 충고를 기다린다.

관악산 치유비니요가 옥탑연구소에서
김국성

차 례

추천사_ 현대인의 몸과 마음을 치유하기 위한 책 5

　　　　 삶을 좀 더 풍요롭고 건강하게 해줄 길잡이 7

머리말 8

기능해부학

01 기능해부학의 이해 19

1　해부학 용어 19

2　해부학적 자세 19

3　인체의 면과 축 20

　　 인체의 면 21 · 3가지 방향의 축 21

4　해부학적 자세에서 방향과 위치 23

5　관절의 기본적인 움직임 24

　　 관상면과 관절의 움직임 25 · 시상면과 관절의 움직임 26 · 수평면과 관절의 움직임 26

6　인체의 구분 28

7　관절 가동 범위 28

　　 경추의 관절 가동 범위 29 · 흉추와 요추의 관절 가동 범위 30 · 견관절의 가동 범위 31 ·
　　 고관절의 가동 범위 32

02 인체의 골격계 37

1 골격계의 기능 37

2 뼈의 종류 39

3 뼈의 조직학적 구조 40

4 뼈의 발달과 성장 41

5 관절의 형태 42

6 뼈 부분의 표지점과 역할 45

7 뼈대 요소의 표면적 특징 47

03 인체의 근육계 49

1 근육이란 49

2 근육의 종류와 특징 49

3 골격근의 기능 50

4 골격근의 특징 50

5 근육의 구조 51

6 근육의 기시점과 정지점 52

7 근육수축의 종류 52

8 근육 작용의 결정 53

9 근육의 명칭 54

10 지근섬유와 속근섬유 55

11 고유수용기 감각 56

　　근방추 56 • 골지건기관 57

12 신장반사와 상호 억제 58

13 결절과 통증 58

04 근골격과 근육의 기능 61

1 두개골과 관련된 골격의 이름 61

2 측두골과 관련 있는 근육의 기능 61
측두근 62 • 교근 62

3 후두골과 관련 있는 근육의 기능 64
후두하근 64 • 판상근 65

4 경추, 견갑골, 쇄골과 관련된 골격의 표면적 특징과 이름 67
경추 67 • 견갑골 68 • 쇄골 69

5 경추, 견갑골, 쇄골과 관련 있는 근육의 기능 69
흉쇄유돌근 69 • 사각근 72 • 견갑거근 75 • 승모근 76

6 흉추, 흉곽, 상완골과 관련된 골격의 표면적 특징과 이름 77
흉추 77 • 흉곽 78 • 상완골 79

7 흉추, 흉곽, 상완골과 관련 있는 근육의 기능 80
극상근 80 • 극하근 81 • 소원근 82 • 대원근 83 • 견갑하근 83 • 광배근 84 • 대흉근 85 • 소흉근 86 • 대능형근과 소능형근 87 • 전거근 88 • 횡격막 88 • 삼각근 89 • 상완이두근 90 • 상완삼두근 91

8 요추, 골반, 대퇴골과 관련된 골격의 표면적 특징과 이름 91
요추 91 • 골반 92 • 대퇴골 92

9 요추, 골반, 대퇴골과 관련 있는 근육의 기능 93
내복사근 93 • 외복사근 93 • 복횡근 94 • 복직근 95 • 요방형근 96 • 척추기립근 97 • 대퇴사두근 98 • 봉공근 99 • 고관절 내전근군 100 • 장요근 101 • 대퇴근막장근 101 • 둔근 102 • 이상근 103 • 슬괵근 104 • 슬와근 105 • 비복근과 가자미근 106

10 요골, 척골, 손과 관련된 골격의 표면적 특징과 이름 107
요골과 척골 107 • 손의 뼈 108

11 경골, 비골, 발과 관련된 골격의 이름 109
경골과 비골 109 • 발의 뼈 109

2

하타비니요가

05 하타비니요가 113

1 비니요가의 개념과 기원 113

2 비니요가의 문헌적 근거 113

3 하타비니요가의 구성 원리 114

4 하타비니요가에 따른 보폭과 보간의 이해 114

5 하타비니요가의 특징 116

6 하타비니요가의 차별성 117

7 하타비니요가 수련 시 주의 사항 117

   🏃 하타비니요가 프로그램 118

와즈라아사나 118 • 발라아사나 119 • 카크라바카아사나 120 • 마르자리아사나 121 • 아도무카스바나아사나 122 • 파리가아사나 123 • 우스트라아사나 124 • 카크라바카 균형 아사나 125 • 살라바아사나 126 • 에카파다코운딘야아사나 변형 127 • 말라아사나 or 요가스쿼트 128 • 카와찰라아사나 변형 129 • 바카아사나 130 • 파당구스타아사나 131 • 파다하스타아사나 132 • 아도무카스바나아사나 변형 133 • 에카파다라자카포타아사나 134 • 부장가아사나 135 • 살라바아사나 변형 136 • 다누라아사나 137 • 우타나아사나 138 • 우르드바하스타아사나 139 • 아르다파르스보타나아사나 140 • 파리브르타트리코나아사나 141 • 비라바드라아사나 142 • 우티타파르스바코나아사나 143 • 프라사리타파도타나아사나 144 • 우르드바프라사리타에카파다아사나 146 • 아르다찬드라아사나 147 • 우카타아사나 Ⅰ 148 • 우카타아사나 Ⅱ 149 • 아파나아사나 150 • 숩타받다코나아사나 151 • 자타라파리바르타나아사나 변형 152 • 할라아사나 153 • 살람바사르방가아사나 154 • 비파리타카라니 155 • 단다아사나 156 • 파스치모타나아사나 157 • 자누시르사아사나 158 • 마리차아사나 159 • 차투스파다피담 160 • 세투반다아사나 161 • 드위파다피담 162 • 우르드바프라사리타파다아사나 164 • 사바아사나 165 • 명상 166

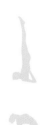

06 하타비니요가와 프라나야마 167

1 하타비니요가의 프라나야마 수행 과정 167

자율신경계와 프라나야마 167 · 치유비니요가와 호흡의 적용 168

2 명상과 알아차림의 기본 원리 169

명상 자세 169 · 호흡의 종류 170 · 요가의 생리학 172

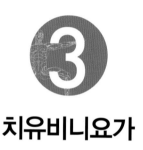

치유비니요가

07 치유비니요가 177

1 치유비니요가의 실재 177

2 중력중심선과 신체 구조 불균형 평가 177

3 거북목증후군의 평가 178

거북목증후군과 관련된 근육 180 · 거북목중후군의 치유비니요가 적용 184

4 둥근어깨 자세의 평가 186

둥근어깨 자세와 관련된 근육 186 · 둥근어깨 자세의 치유비니요가 적용 190

5 견갑골의 움직임과 상완골의 관계 192

6 척추후만증과 척추전만증, 일자허리의 평가 192

   🧘 척추후만증, 척추전만증, 일자허리와 관련된 근육 196

   척추후만증의 치유비니요가 적용 200 • 척추전만증의 치유비니요가 적용 202 •
일자허리의 치유비니요가 적용 204

7 척추측만증의 평가 206

   기능적·비구조적 측만증 : 외적 원인 206 • 구조적 측만증 : 선천적·내적 원인 206

   🧘 척추측만증과 관련된 근육 209

   척추측만증의 치유비니요가 적용 212

8 골반 전방 경사와 골반 후방 경사의 평가 214

   🧘 골반 전방 경사, 골반 후반 경사와 관련된 근육 215

   골반 전방 경사와 골반 후반 경사의 치유비니요가 적용 216 • 수리야–나마스카라의 치유비니요가 적용 217

9 내반슬과 외반슬의 평가 218

   🧘 내반슬, 외반슬과 관련된 근육 220

   내반슬의 치유비니요가 적용 222 • 외반슬의 치유비니요가 적용 223

   참고 문헌 224

   찾아보기 226

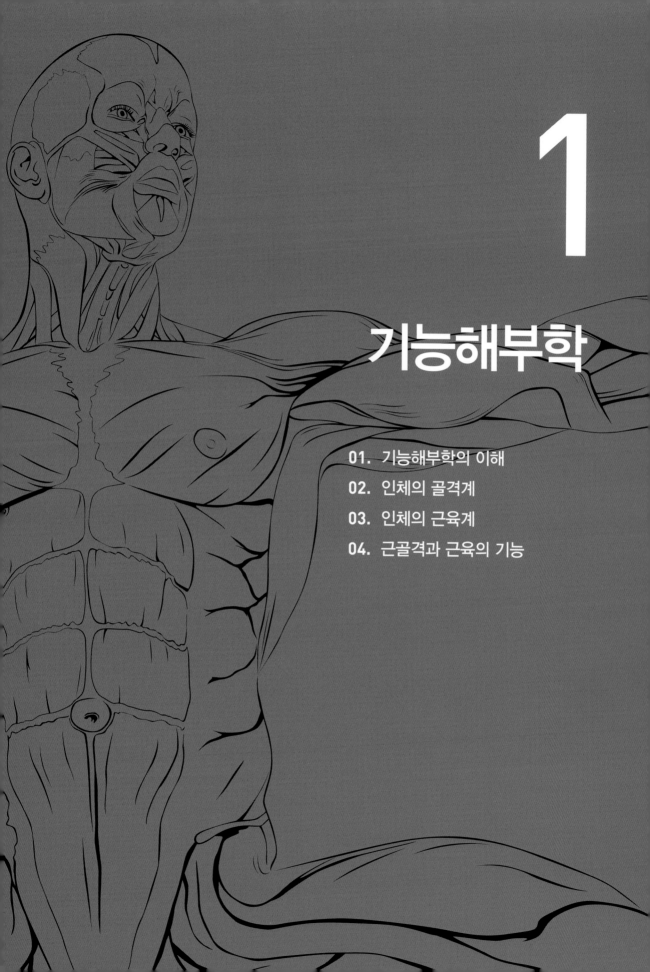

1

기능해부학

01. 기능해부학의 이해
02. 인체의 골격계
03. 인체의 근육계
04. 근골격과 근육의 기능

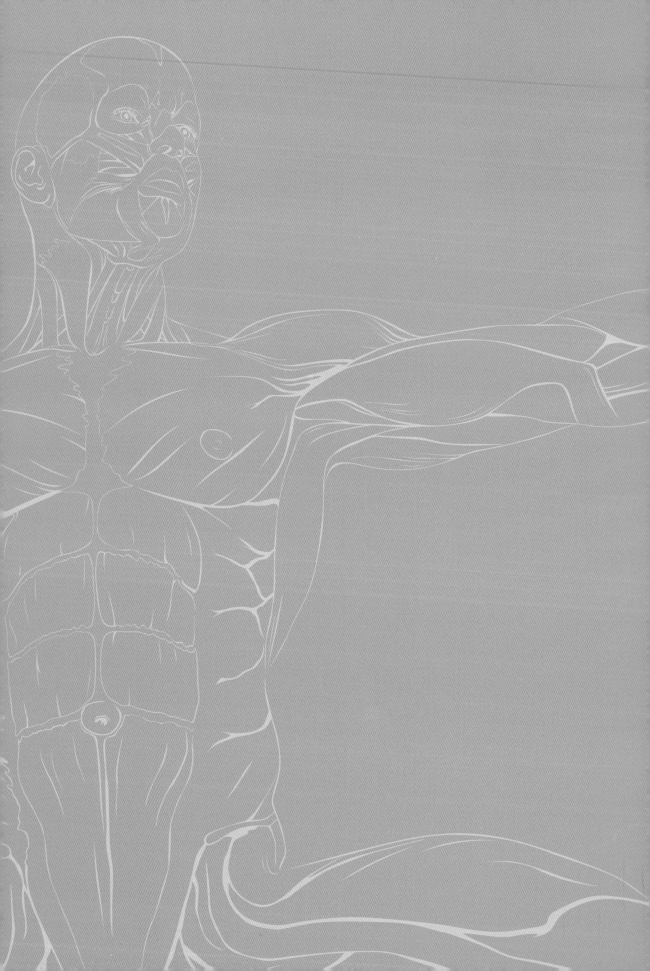

01 | 기능해부학의 이해

① 해부학 용어

해부학 용어(Anatomical Terminology)는 라틴어와 그리스어에서 기원한다. 현재 통용되고 있는 해부학 용어는 해부학에 관한 연방위원회(Federative Committee on Anatomical Terminology)가 1998년 개정한 지침서에서 규정한 해부학 국제 공인 용어다. 우리나라의 해부학 용어는 국제 해부학 용어(Terminologia Anatomica : International Anatomical Terminology)를 바탕으로 한다. 해부학을 공부하려면 단순히 용어를 암기하기보다, 의미를 이해하고 통찰하는 것이 효과적이다. 어떤 분야든 용어를 공부하고 이해하는 것은 정보를 얻는 데 가장 중요한 요소가 되기 때문이다.

② 해부학적 자세

인체의 부위별 위치와 동작의 기준이 되는 자세다. 발을 모으고 똑바로 서서 눈은 수평 위치에서 정면을 바라보고, 팔은 몸의 측면에 자연스럽게 내린 상태로 손바닥을 펴 앞을 향한다(supination). 인체의 움직임을 설명하려면 움직임이 시작되는 위치를 나타내는 해부학적 자세(anatomical position)를 알아야 한다. 이 자세는 모든 관절이 중간 위치(0°)에 있고, 아무런 움직임도 일어나지 않는다(그림 1-1).

근골격계(musculoskeletal)의 운동면, 관절 분류, 관절의 움직임을 이해하려면 기준점을 바르게 알고 시작해야 한다. 관절의 움직임을 설명하는 데 사용되는 기준 자세는 해부학적 자세와 기본자세가 있다. 먼저 해부학적 자세는 신체 부위와 동작의 기준을 설명하는 것으로, 절대적 기준이 반드시 필요하다. 그림 1-1에서 보는 것과 같이 해부학

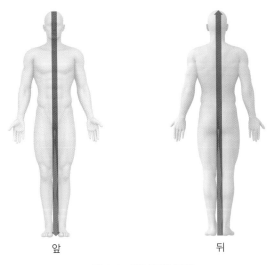

앞　　　　　　　　뒤

그림 1-1　해부학적 자세

적 자세는 양손을 앞으로 향한 채 똑바로 선 자세다.

　방향을 지시하는 용어가 신체에도 적용되는데, 실제적 자세와 관계없이 해부학적 자세를 기준으로 해야 한다. 사물이나 사람을 대상으로 위치나 방향을 나타내는 '오른쪽' '왼쪽'은 주체가 보는 방향이 아니라 해부학적인 자세 방향임을 상기해야 한다. 예를 들어 주체의 입장에서 오른쪽을 바라보면 그림 1-1에서는 왼쪽이다. 중요한 수술을 집도할 때 의사가 지시한 부위의 방향을 간호사 입장에서 적용한다면 의사소통이 되지 않아 의료사고를 불러올 수 있기 때문에, 해부학자들이 동일한 기준을 만들어 약속으로 정한 것이다. 해부학 용어가 라틴어인 것은 죽은 언어, 즉 변하지 않는 언어이기 때문이다. 치유비니요가 자세는 사마스티티(samasthiti) 자세와 비슷하다(손바닥을 안으로 하는 자세는 기본자세).

③　인체의 면과 축

인체는 구조적으로 일정한 방향의 축(axis)과 함께 각각의 면(plane)을 구성한다. 인체에는 가상의 해부학적 축을 설정할 수 있으며, 축은 각각의 면과 직각을 이룬다. 이는 3차원상에서 각 면이 다른 두 면과 직각을 이루면서 존재한다. 인체의 다양한 부분(분절 segment)은 면을 따라 움직이고 축을 중심으로 회전한다고 파악되지만, 움직임의 출발점은 어디까지나 해부학적 자세다. 실제로 인체 분절의 움직임은 기본적인 세 면과 축가운데 하나 혹은 그 이상의 면과 축에 따라서 일어난다(그림 1-2).

　면과 축에 관해서 주의할 점은 면이나 축은 임의로 존재하는 가상의 것으로, 인체에

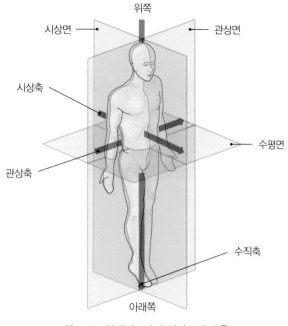

위쪽
시상면 — 관상면
시상축
수평면
관상축
수직축
아래쪽

그림 1-2　인체의 3가지 면과 3가지 축

는 무수한 면과 축이 존재한다는 것이다. 세 면의 교차점은 대략 인체의 중력중심 위치이며, 기본적인 자세는 허리(요추) 부근의 중력중심으로 본다(그림 1-2).

인체의 면

① **시상면(sagittal plane)** : 사람의 몸을 좌우대칭으로 나누는 가상의 면.

② **관상면(frontal, coronal plane)** : 몸을 앞뒤로 나누는 가상의 면.

③ **수평면(transverse, horizontal plane)** : 몸을 위아래로 나누는 가상의 면.

3가지 방향의 축

① **수직축(vertical axis)** : 수직축은 몸의 중심을 위아래로 관통하는 축이다. 피겨스케이팅처럼 공중에서 도는 동작을 할 때 수직축을 중심으로 회전운동을 한다. 하타 · 치유비니요가 수련 시 마리차아사나(marichyasana) 등에서 볼 수 있다.

② **시상축(sagittal axis)** : 시상축은 전후 축으로, 몸의 중심을 앞뒤로 관통하는 축이다. 기계체조에서 옆으로 회전운동을 한다. 하타 · 치유비니요가 수련 시 트리코나아사나(trikonasana) 등에서 볼 수 있다.

③ **관상축(frontal axis)** : 관상축은 좌우 축으로, 몸의 중심을 좌우로 관통하는 축이다. 공중회전을 할 때는 좌우 축을 중심으로 회전운동을 한다. 하타 · 치유비니요가 수

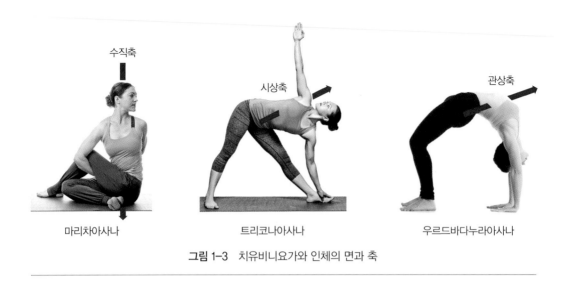

수직축

시상축

관상축

마리차아사나

트리코나아사나

우르드바다누라아사나

그림 1-3 치유비니요가와 인체의 면과 축

련 시 우티타트리코나아사나(Utthita Trikonasana), 우르드바다누라아사나(Urdhva Dhanurasana) 등에서 볼 수 있다.

인체의 면과 축을 하타·치유비니요가 수련 시 어떻게 적용할 수 있는가? 인체는 좌우대칭 구조다. 하지만 엄밀히 보면 좌우 비대칭이다. 요가는 신체 구조의 불균형과 비

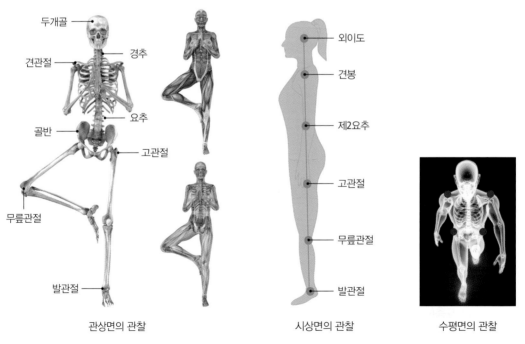

두개골

견관절

경추

요추

골반

고관절

무릎관절

발관절

관상면의 관찰

외이도

견봉

제2요추

고관절

무릎관절

발관절

시상면의 관찰

수평면의 관찰

그림 1-4 신체 구조 불균형의 기준선

대칭적 구조를 중력중심선으로 회귀하고 균형과 대칭을 이루는 육체적·정신적 수련이 자, 호흡을 통해 몸을 깨우고 정신 작용의 실체를 깨닫는 실천적 수행이다. 먼저 가상의 기준선을 긋고 좌우, 전후, 상하를 시각적으로 관찰할 때 기준이 되는 것으로 인체의 세 가지 면에서 활용된다.

관상면에서 관찰할 수 있는 신체 구조의 불균형은 머리와 목의 기울기, 어깨 기울기, 척추 측만, 골반의 기울기, 무릎의 내측 상과와 발목의 내측과를 통한 'O 자형'·'X 자형' 다리, 발목의 내번과 외번 등이다. 시상면에서 관찰할 수 있는 신체 구조의 불균형은 일자목과 거북목, 둥근어깨 자세, 흉추후만, 요추전만, 골반의 회전, 무릎의 과신전과 굴곡 등이다. 수평면은 머리의 회전, 견관절과 고관절의 내회전·외회전을 관찰하는 데 활용된다. 세 가지 면의 기준에 좌우대칭을 비교해 클라이언트의 정보를 수련 시 응용할 수 있다. 가상의 선을 만들고 평가할 때 밑(비골 외측과 0.5cm)에서 시작해 기준을 잡고, 위로 평가돼야 한다는 것을 명심한다(그림 1-4).

④ 해부학적 자세에서 방향과 위치

해부학적 자세에서 신체의 위치와 방향을 나타내는 것이 있다. 이는 기능해부학을 공부하고자 할 때 가장 기본적으로 알아야 하는 부분이며, 인체 부위에 따라 위치와 방향을 나타내는 전문 용어다. 이런 개념을 통해 많은 운동과학과 기능해부학에 대한 정보를 받을 수 있다. 예를 들어 위쪽(superior)은 어떤 부위가 다른 부위보다 높은 위치에 있음을 나타내는 용어다(예 : 머리는 가슴보다 위쪽에 있다). 반대로 아래쪽(inferior)은 어떤 부위가 다른 부위보다 낮은 위치에 있음을 나타낸다(예 : 허리는 가슴보다 아래쪽에 있다). 소통과 일관성에 대한 기준으로, 연구와 함께 발전할 수 있는 기초가 된다. 요가도 통일된 기준으로 아사나 용어가 만들어져야 학문적 연구·발전과 함께 진화할 수 있을 것이다.

① 내측(medial) : 정중선(가상의 기준 중심선)으로 향하는 위치.

② 외측(lateral) : 정중선에서 멀어지는 위치.

③ 전(anterior, ventral) : 앞으로 놓인 위치.

④ 후(posterior, dorsal) : 뒤로 놓인 위치.

⑤ 상(superior, cranial) : 머리 쪽이나 상대적으로 더 높은 위치.

⑥ 하(inferior, caudal) : 머리 쪽에서 멀어지거나 더 깊은 위치.

⑦ 근위(proximal) : 특정 지점에서 가까워지는 위치.

⑧ 원위(distal) : 특정 지점에서 멀어지는 위치.

⑨ 표층(superficial) : 신체의 표면에 가까운 위치.

⑩ 심층(deep) : 다른 구조와 상대적으로 표면에서 멀어지는 위치.

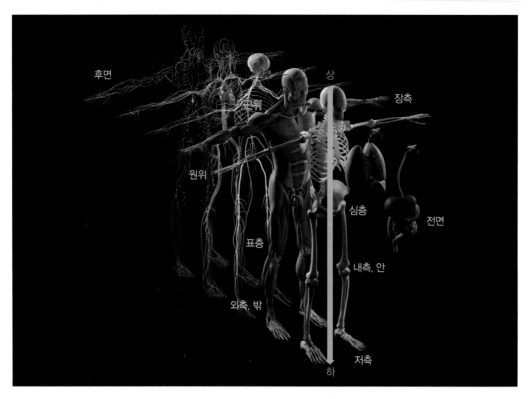

그림 1-5 해부학적 자세와 위치, 방향

⑪ 안(internal) : 신체의 내부.

⑫ 밖(external) : 신체의 외부.

⑬ 저측(plantar) : 발바닥 쪽.

⑭ 장측(palmar) : 손바닥 쪽.

⑮ 복와위(prone) : 얼굴을 아래로 하고 누운 자세.

⑯ 앙와위(supine) : 얼굴을 위로 하고 누운 자세.

⑤ 관절의 기본적인 움직임

인체의 세 가지 면은 관절의 기능에 따라 움직인다. 면마다 일어나는 두 가지 기본적인 움직임에는 전문 용어가 있으며, 관절 가동 범위는 관절의 움직임과 근육의 기능이 정상적인지 평가하는 기준이 된다. 관절 가동 범위는 크게 관절 범위와 근육 범위(근 길이의 변화)로 설명된다. 관절 가동 범위는 관절 각도계로 관절의 움직임을 측정하고, 이를 각도로 기록한다(그림 1-18). 근육 범위는 근절의 기능적인 수축과 이완 작용으로, 근육이 최대로 늘어났다가 다시 짧아질 수 있는 거리를 말한다. 하타 · 치유비니요가 동작은

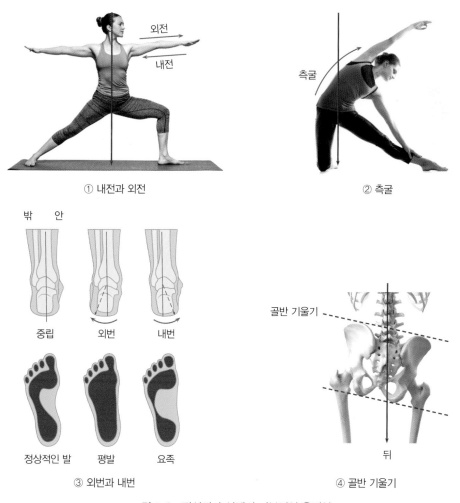

① 내전과 외전

② 측굴

③ 외번과 내번

④ 골반 기울기

그림 1-6 관상면과 신체의 기본적인 움직임

관절의 움직임이 많은 자세로 구성된다. 관절 가동 범위는 수련 과정에 클라이언트의 상태를 평가하는 기준이 된다.

관상면과 관절의 움직임(그림 1-6 참조)

① 내전(adduction) : 인체의 정중선에 가까이 오는 것.
② 외전(abduction) : 인체의 정중선에서 멀어지는 것.
③ 측굴(lateral flexion) : 어떤 관절을 중심으로 외측으로 기울어지는 것.
④ 내번(inversion) : 발꿈치(종골)가 내측을 향해 움직이는 것.
⑤ 외번(eversion) : 발꿈치가 외측을 향해 움직이는 것.
⑥ 골반 기울기(pelvic tilt) : 골반 높낮이에 변화가 있는 것.

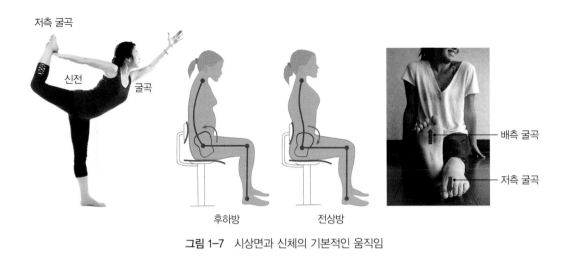

저측 굴곡

신전

굴곡

후하방

전상방

배측 굴곡

저측 굴곡

그림 1-7 시상면과 신체의 기본적인 움직임

시상면과 관절의 움직임(그림 1-7 참조)

① 굴곡(flexion) : 두 뼈 사이의 각을 좁힘.

② 신전(extension) : 두 뼈 사이의 각을 넓힘.

③ 배측 굴곡(dorsal flexion) : 발끝을 위로 향함.

④ 저측 굴곡(plantar flexion) : 발끝을 아래로 향함.

⑤ 골반 회전(pelvic rotation) : 요추의 전만과 후만이 나타난다.

⑥ 후하방(posterior pelvic tilt) : 장골이 천골에 대해 후방 변위와 함께 하방으로 이동.

⑦ 전상방(anterior pelvic tilt) : 장골이 천골에 대해 전방 변위와 함께 상방으로 이동.

수평면과 관절의 움직임

① 외회전(external rotation) : 견관절이나 고관절에서 가능한 운동 범위로, 관절의 회전축을 중심으로 바깥으로 회전하는 것.

② 내회전(internal rotation) : 견관절이나 고관절에서 가능한 운동 범위로, 관절의 회전축을 중심으로 안으로 회전하는 것.

③ 회전(rotation) : 뼈의 장축에 대해 도는 것.

④ 회내(pronation) : 손목과 팔을 내측으로 돌리는 것(손등이 위).

⑤ 회외(supination) : 손목과 팔을 외측으로 돌리는 것(손등이 아래).

전체적으로 정리해보면 다음과 같다.

일반적인 움직임을 설명하는 용어는 외전, 내전, 굴곡, 신전, 회선, 수평 외전, 수평 내전, 외회전, 내회전이 있다. 머리와 목의 움직임을 나타내는 용어는 굴곡, 신전, 회

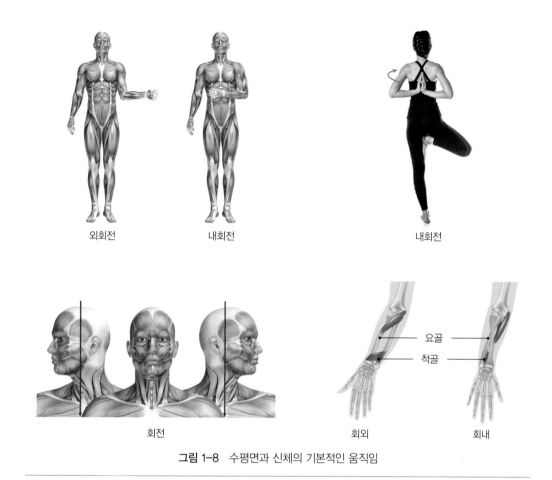

외회전   내회전   내회전

요골

척골

회전   회외   회내

그림 1-8 수평면과 신체의 기본적인 움직임

전, 측굴, 회선이다. 척추의 움직임을 설명하는 용어는 굴곡, 신전, 회선, 회전, 측굴이 있다. 골반의 움직임을 나타내는 용어는 전방 회전, 후방 회전, 골반 기울기다. 고관절의 움직임을 설명하는 용어는 굴곡, 신전, 내전, 외전, 외회전, 내회전, 회선이 있다. 견갑대의 움직임을 나타내는 용어는 하강, 상승, 전인, 후인, 상방 회전, 하방 회전이다. 견관절의 움직임을 설명하는 용어는 굴곡, 신전, 내전, 외전, 내회전, 외회전, 수평 외전, 수평 내전이 있다. 발목과 발의 움직임을 나타내는 용어는 외번, 내번, 배측 굴곡, 저측 굴곡, 회내, 회외다. 요척관절의 움직임을 설명하는 용어는 회내, 회외다. 고관절의 움직임을 나타내는 용어는 굴곡, 신전, 내전, 외전, 외회전, 내회전, 회선이다. 손목과 손의 움직임을 설명하는 용어는 배측 굴곡, 손바닥 굴곡, 요측 굴곡, 척측 굴곡, 엄지 대립이 있다.

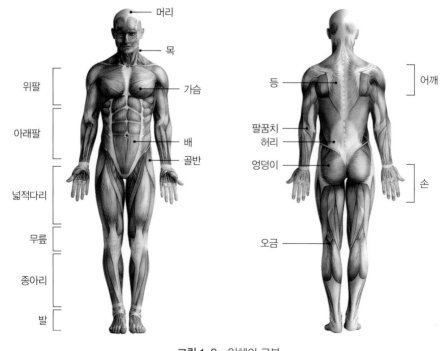

머리

목

위팔

가슴

아래팔

배

골반

넓적다리

무릎

종아리

발

등

어깨

팔꿈치

허리

엉덩이

손

오금

그림 1–9 인체의 구분

⑥ 인체의 구분

인체는 몸의 표면을 볼 때 뼈와 근육에 따른 굴곡을 기준으로 구분된다.

① **몸통** : 머리, 목, 가슴, 배, 골반, 등, 어깨, 허리
② **팔다리** : 팔(어깨, 위팔, 팔꿈치, 아래팔, 손), 다리(엉덩이, 넓적다리, 오금, 종아리, 발)

⑦ 관절 가동 범위

관절 가동 범위란 관절의 운동성에 대한 범위를 말한다. 인체의 분절 운동은 근육수축이나 외적인 힘에 움직이는데, 뼈는 관절을 중심으로 움직인다. 관절의 구조는 관절을 지나는 연부 조직의 유연성과 안전성이 두 뼈 사이에서 일어날 수 있는 모든 운동에 영향을 준다. 이때 일어나는 완전한 운동을 정상 관절 가동 범위라고 한다. 이 관절 가동 범위 운동은 관절 범위와 근육 길이 범위로 운동을 설명하기 위해 굴곡, 신전, 외전, 내전, 회전 같은 전문 용어가 사용되며, 각도계로 측정하고 기록한다.

관절 가동 범위에는 세 가지가 있다. 수동 관절 가동 범위는 능동적인 근육수축은 전혀 일어나지 않고, 외적인 힘에 신체 분절이 제한 받지 않는 관절 가동 범위다. 능동 관

절 가동 범위는 근육의 능동적인 수축에 따라 생산되는 외적인 힘에 제한 받지 않는 관
절 가동 범위다. 능동 보조 관절 가동 범위는 도수와 기계로 외적인 힘을 제공해 보조
받는 관절 가동 범위다.

관절 가동 범위는 관절의 모양과 운동 축에 따라 달라진다. 예를 들어 같은 고관절이
라도 무릎관절을 굴곡 할 때와 신전할 때에 따라 고관절의 정상 관절 가동 범위가 달라
진다. 상당수 근육이 두 관절(다관절)을 지나서, 관절을 굴곡 하면 근육 길이가 바뀌어
가동 범위도 달라지기 때문이다. 관절 가동 범위 제한은 근육의 기능과 관절 구조의 불
균형, 외상 등에 따라 일어날 수 있다.

기능상 정상적인 관절 가동 범위보다 감소할 경우 관절 가동 범위 제한으로 판단한
다. 관절 내에 뼈와 맞닿은 여러 연부 조직과 접촉이 일어나거나, 뼈와 뼈가 직접 부딪
히거나 어긋날 때 통증이 발생한다. 통증을 줄이고 움직임의 질을 높이기 위해서는 관
절 가동 범위, 즉 관절의 가동성을 늘려야 한다. 가동성을 늘리기 위해서는 관절과 연관
된 근육의 이완과 수축이 원활해야 한다. 가동성이 좋아졌다는 것은 뼈와 뼈 사이의 공
간이 확보된 것이며, 관절의 공간을 넓히기 위해서는 두 뼈를 연결하는 인대의 이완과
탄성을 만들어줘야 한다. 하타 · 치유비니요가 수련과 관절 가동 범위는 밀접한 관련이
있다. 관절의 가동성과 함께 강화해야 하는 것이 관절 주변의 근육이다.

경추의 관절 가동 범위

경추의 움직임은 굴곡과 신전, 좌우 회전, 좌우 측굴이 나타나고, 관절 가동 범위는 그
림 1-10과 같다. 좌우의 움직임이 생기다 보니 양쪽 가동 범위가 다른 경우도 있고, 자
유도가 높다 보니 불균형에 따른 변형이 많은 관절 중 하나다. 경추에서 관절 가동 범위
의 변화가 있는데, 편측성과 함께 측굴, 회전이 나타나는 경우(얼굴이 약간 옆으로 기울어
지는 것)가 많다. 이는 정상적인 관절낭 내의 운동이 발생하지 않기 때문이고, 관절 운동

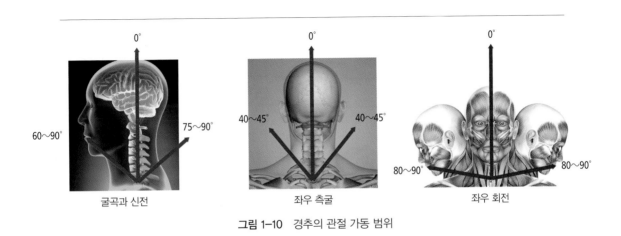

| 굴곡과 신전 | 좌우 측굴 | 좌우 회전 |

그림 1-10 경추의 관절 가동 범위

시 통증과 근육 경련을 동반한다(오승길·유승희, 2001).

목의 통증은 퇴행성 질환과 외상, 염증성 장애 등이 원인이 되는 특이성 통증, 습관적 자세나 퇴행성 문제가 원인이 되는 비특이성 통증으로 나눌 수 있다. 머리, 목, 견갑골과 연관돼 요통과 더불어 일상생활에 지장을 초래하는 주원인 중 하나다(Cailliet, 1996). 이런 관절의 문제가 발생했을 때 관절을 평가하는 방법이 경추의 관절 가동 범위 측정이다.

흉추와 요추의 관절 가동 범위

흉추와 요추는 독립적으로 움직이기보다 함께 움직이는 경우가 많다. 경추와 마찬가지로 굴곡, 신전, 좌우 측굴, 좌우 회전이 가능하다. 흉추는 가동성이 크고, 요추는 안정성을 중시하는 관절이기 때문에 흉추가 움직이는 범위가 크다고 할 수 있다. 그래서 흉추의 가동성이 떨어지면 여기저기서 보상에 따른 잘못된 움직임을 만들기가 쉬워지기도 한다.

해부학적 자세에서 흉추는 12개 뼈로 구성되는데, 주의 깊게 관찰해야 할 부분이 횡돌기와 극돌기다. 극돌기는 제1흉추에서 제12흉추로 내려오면 길이가 짧아지고 크다. 이는 움직임에서 무엇을 의미하는가? 체간의 신전 시 가장 많은 압력과 각이 만들어지는 부위가 제11·12흉추다. 상관절면과 하관절면이 만나는 추간관절은 제11·12흉추에서 가장 큰 각을 이룬다. 극돌기는 각을 이루다가 제11·12흉추에서 수평에 가까운 모양은 신전의 끝부분임을 의미하는 것으로 판단된다. 제11·12흉추에서 횡돌기는 흔적 정도만 있는 것, 늑골와와 늑골의 결합으로 측굴 시 기준이 되는 것으로 보인다. 제11·12흉추가 체간의 신전, 굴곡, 회전, 측굴의 기준이 되는 지점이다.

요추는 굴곡, 신전, 측굴, 회선(허리 돌리기), 회전하는 관절이다. 전 인구의 80% 이상이 살면서 한 번은 요통을 겪는다고 한다(Anthony, 1995). 요통은 한 질환의 특정한 용어

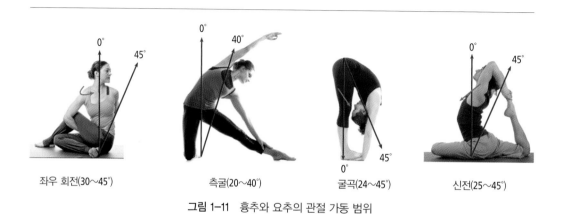

좌우 회전(30~45°)   측굴(20~40°)   굴곡(24~45°)   신전(25~45°)

그림 1-11 흉추와 요추의 관절 가동 범위

가 아니라, 허리에 나타날 수 있는 동통 증후군을 광범위하게 표현하는 용어다. 주로 하부 요추(제2요추 이하부터 천장관절sacroiliac joint, SIJ)까지 발생하는 동통을 총칭한다(유승희 등, 1997). 급성 요통은 90%가 2개월 이내 회복 가능하며, 만성 요통은 신체 활동이 제한됨에 따라 육체적·심리적 스트레스로 불안과 우울감에 노출되기도 한다(Rich et al., 1993). 요통이 나타나면 신체 활동 회피, 운동량 저하로 근력 약화가 초래되어 체간의 근육 위축이 더 진행되고 통증이 증가한다.

재활 운동과 치유비니요가 수련은 척추와 주변 조직의 유연성과 가동성을 증진하고, 복근과 광배근, 둔근, 하지 근육의 근력과 지구력에 도움이 돼 요추의 퇴행을 예방한다. 요통과 요추의 관절 가동 범위는 다양한 연구를 통해 가동성과 요통의 상관관계를 보고하고 있다. 관절 가동 범위는 정상적인 관절의 운동 범위를 기준으로 가동성을 체크해 근육과 관절의 기능, 신경의 종합적인 정보를 통해 지도하는 것이 바람직하다고 여겨진다.

견관절의 가동 범위

최근 스마트폰을 장시간 사용함에 따라 자세가 변형되고, 그 결과 목과 어깨 통증을 호소하는 경우가 많다. 이 통증은 견관절(상완골과 견갑골의 관절)과 경추, 후두골의 위치 정렬에 관한 것이다. 견관절은 굴곡과 신전, 외전과 내전, 수평 내전과 수평 외전, 회선이 가능한 관절이다. 견관절은 가동성이 강하지만 안정성이 떨어지고, 고관절은 안정성과 가동성이 강하다.

일상생활이나 직장 업무 중에 컴퓨터 작업 시 나타나는 구부정한 자세는 둥근어깨 자세(rounded shoulder posture, RSP)를 유발한다(Chansirinukor et al., 2001). 신체의 중력중심선

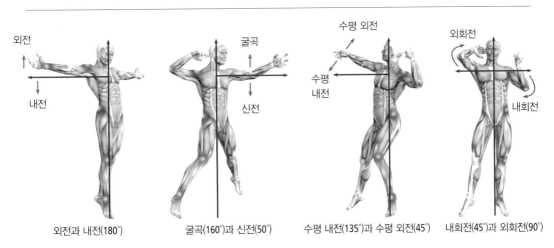

그림 1-12 견관절의 가동 범위

에 대해 견봉(acromion)이 앞쪽으로 돌출된 자세로, 전방머리 자세(forward head posture)와 함께 경추전만증, 흉추후만증과 함께 견갑골의 위치 이동으로 목과 어깨의 근육긴장과 스트레스를 늘려 어깨 통증과 기능 저하, 견갑골 상방 회전 감소, 골격근의 불균형을 유발한다(Sahrmann, 2002; Greenfield, 2001; Lukasiewicz et al., 1999; Wang et al., 1999). 이처럼 둥근어깨 자세는 정상적인 어깨의 움직임을 어렵게 만드는 요인으로 작용한다(Lau et al., 2010).

하타 · 치유비니요가에는 견관절의 가동 범위를 개선하는 여러 자세가 있다. 올바른 티칭을 위해 정상적인 관절의 움직임과 비정상적인 움직임을 평가할 방법을 제시한다. 그 방법은 신체 구조의 불균형과 견관절의 가동 범위를 체크하는 것이다. 견관절과 관련된 신체 구조 불균형은 7장 치유비니요가(견갑골의 움직임과 상완골의 관계, 192쪽)에서 상세히 다룰 것이다.

고관절의 가동 범위

고관절은 골반과 다리를 연결하는 구관절(spheroidal joint)이다. 대퇴골두의 중심을 지나는 세 축(수평축horizontal axis, 수직축, 전후축anteroposterior axis)은 골반으로 전달되는 체중을 지탱하며, 보행이 가능하도록 하는 운동 기능을 담당한다. 고관절의 외회전과 내회전에 관여하는 것은 치골과 장골, 좌골이 결합된 인대다. 고관절이 외회전 할 때 전자간선(trochanteric line)은 관절테두리에서 이동해, 고관절 전방에 있는 모든 인대가 긴장한다. 고관절이 내회전 할 때는 반대 현상이 일어난다. 특히 장골대퇴인대와 치골대퇴인대는 늘어나 장력이 발생한다(그림 1-13).

고관절이 손상되면 관절 가동 범위에 많은 제약이 발생해, 움직이기만 해도 통증이 심할 수 있다. 양반다리를 하고 앉을 때 고관절 대퇴골두와 관골구(acetabular notch)의 위

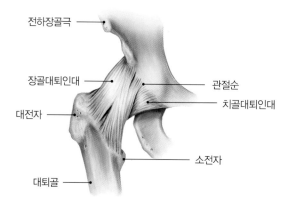

그림 1-13 고관절의 인대 구조물과 외회전 시 인대 작용

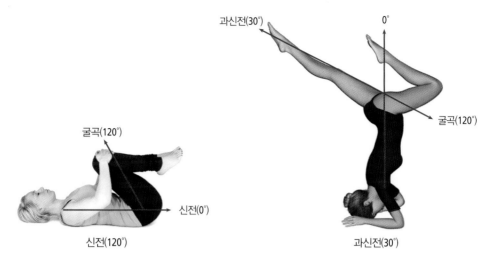

그림 1-14 시상면, 고관절의 굴곡과 신전

치 변화로 통증이 더 심해지며, 관절염의 진행이 장기화하면 좌우 다리 길이가 달라지기도 한다.

고관절의 가동 범위와 움직임

고관절의 가동 범위와 움직임은 그림 1-14와 같다. 고관절에는 굴곡, 신전, 내전, 외전, 내회전, 외회전 등 회선을 제외한 여섯 가지 주요 운동이 일어난다. 각각의 운동을 분석하면 다음과 같다. 시상면, 고관절의 굴곡과 신전은 그림 1-14를, 무릎관절과 발관절의 가동 범위는 그림 1-15를 참고한다.

- 대퇴골의 굴곡은 대퇴와 복부 사이의 각이 감소되는 운동이다. 무릎과 고관절 굴곡의 각은 0~120°다.
- 대퇴골의 신전은 굴곡에서 해부학적 자세로 돌아오는 운동이며, 해부학적 자세를

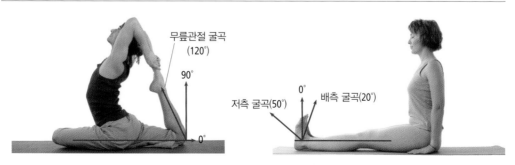

그림 1-15 시상면, 무릎관절의 굴곡과 신전, 발관절의 배측 굴곡과 저측 굴곡

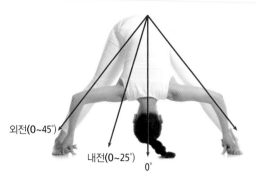

외전(0~45°)

내전(0~25°)

0°

그림 1-16 관상면. 고관절의 외전과 내전

넘어서는 신전은 과신전이라 한다. 신전의 각은 0~30°다(그림 1-14).

- 무릎관절 굴곡의 각은 0~120°다.
- 발목관절의 배측 굴곡의 각은 0~20°다.
- 발관절의 저측 굴곡의 각은 0~50°다(그림 1-15).

고관절의 외전은 하지가 정중선에서 측면으로 멀어지는 운동으로, 중둔근과 소둔근에 의해 일어난다. 대퇴근막장근과 이상근 등도 고관절의 외전을 돕는다. 관절 가동 범위는 0~45°다(그림 1-16). 고관절의 외전에 제한이 되는 요인은 근육 수축력의 부족, 고관절 내전근의 긴장, 치골대퇴인대와 장골대퇴인대의 긴장, 대퇴골두와 관골구의 중심 이탈 등이다. 척추와 골반도 운동 제한 요소로 작용하는데, 모든 요소가 골반의 과도한 경사를 제한할 수 있기 때문이다(그림 1-17).

우파비스타코나아사나(Upavistha Konasana, 박쥐 자세)는 고관절의 순수한 외전이 일어나지 않는다. 그림 1-17 A는 골반의 전방 경사에 따른 척추전만이 나타나면서 고관절의 내회전이 일어나, 고관절의 외전이 자연스럽게 나타난 것을 보여준다. 그림 1-17 B는 골반의 후방 경사에 따른 척추후만이 나타나면서 고관절의 외회전이 일어난 것을 보여준다. A는 골반에서 척추로 힘이 전달됐기 때문에 가능한 자세다.

고관절의 내전은 하지가 정중선 쪽으로 움직이는 운동으로, 장내전근과 단내전근에 의해 일어난다. 치골근과 박근이 보조 역할을 수행한다. 관절 가동 범위는 0~25°다(그림 1-16). 고관절의 내전에 제한이 되는 요인은 외전근과 장골대퇴인대, 대퇴골두인대의 긴장이다.

- 그림 1-17 A는 골반의 전방 경사에 따른 요추와 고관절, 골반의 균형. 고관절은 내회전.
- 그림 1-17 B는 골반의 후방 경사에 따른 요추와 고관절, 골반이 불균형한 가동 범위 제한. 고관절의 외회전.

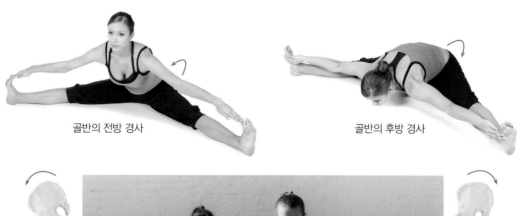

골반의 전방 경사   골반의 후방 경사

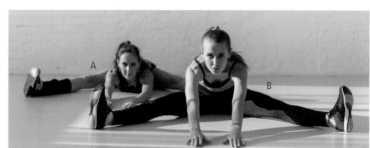

그림 1-17   우파비스타코나아사나와 고관절의 외회전, 내회전의 관계

고관절의 내회전은 대퇴 내측이나 내부로 회전하는 운동으로, 대퇴근막장근과 소둔근에 의해 일어난다. 고관절은 무릎관절의 굴곡에 힘입어 0~45°까지 내측으로 회전할 수 있다(그림 1-18).

고관절의 외회전은 대퇴 외측이나 외부로 회전하는 운동으로, 대둔근과 이상근, 대퇴사두근, 폐쇄근 등에 의해 일어난다. 고관절은 무릎관절의 굴곡에 따라 0~45°까지 외측으로 회전할 수 있다(그림 1-18).

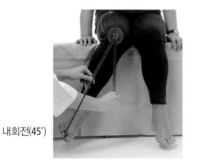

내회전(45°)

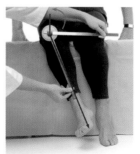

외회전(45°)

그림 1-18   고관절의 내회전과 외회전

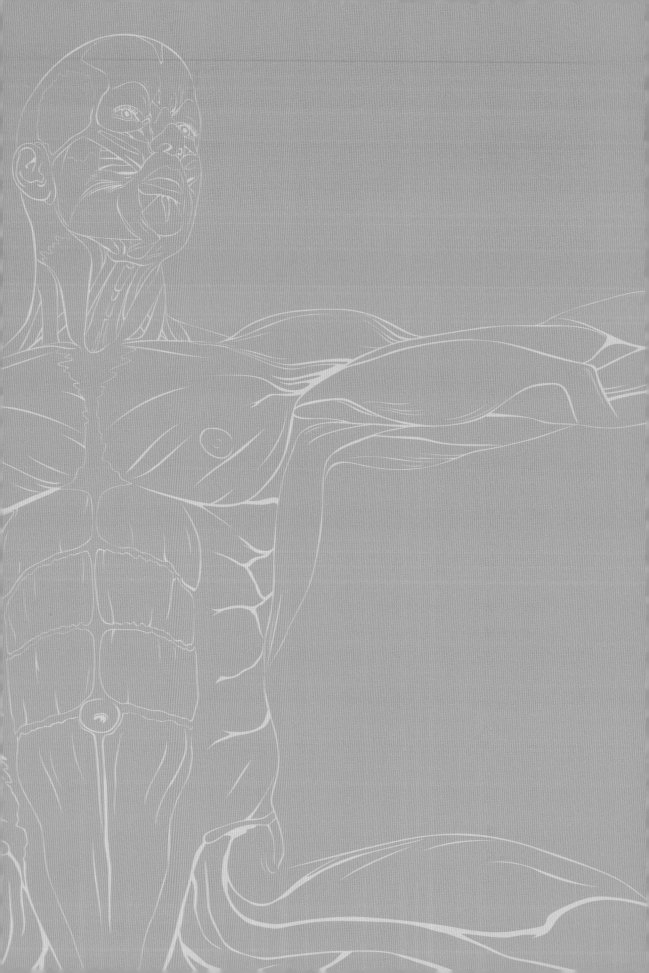

02 | 인체의 골격계

인체해부학은 '의학의 아버지'라 불린 고대 그리스 의학자 히포크라테스가 처음 사용해 오늘까지 발전해왔다. 해부학의 어원을 살펴보면 라틴어 anatomy는 ana(분리하다)와 tomy(절단하다, 자르다)의 합성어다.

중세까지 갈레노스의 의학은 아리스토텔레스의 철학과 함께 교회의 권위가 뒷받침하는 신성불가침 영역에 속했으며, 초기 해부학은 동물 해부를 근거로 인체에 적용하는 지식으로 활용했다. 이후 중세 말에 안드레아스 베살리우스가 저술한 《사람 몸의 구조(De Humani Corporis Fabrica)》는 인체를 직접 해부·관찰해서 갈레노스의 잘못을 수정, 새로운 해부학을 제시한다.

인체 구조를 밝히는 해부학이 발전함에 따라 해부학적 구조가 인체에서 어떤 역할을 하는지 연구하는 생리학이 탄생하고, 이를 바탕으로 어떤 기능 장애가 어떤 구조적 변화와 함께 나타나는지 연구하는 병리학으로 발전한다. 중세 의학이 수 세기에 걸쳐 발달하면서 해부학이 과학적인 학문으로 자리 잡는다. 동시에 지금도 인체의 움직임과 더불어 기능해부학, 생체역학, 재활의학과 대체의학, 치유비니요가, 더 나아가 몸과 정신의 영역까지 융합·발전하고 있다. 이런 연구와 발전에 기초와 토대를 제공하는 것이 인체해부학이다.

❶ 골격계의 기능

골격은 결합조직의 하나로 인체에서 단단한 물질이며, 206개 뼈가 관절로 연결돼 움직이고 지지하는 등 다양한 기능을 한다. 골격은 중력에 대해 신체를 지지하고, 뇌와 중추신경, 심장, 폐 등 중요한 내부 장기를 보호하며, 가장 중요한 근육수축 시 기시점

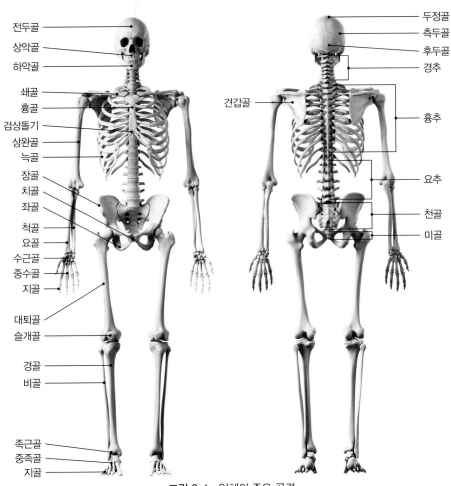

그림 2-1 인체의 주요 골격

표 2-1 인체의 주요 골격

중축성 골격 체간 골격	척추	26
	두개골	22
	이소골	6
	설골	1
	늑골	24
	흉골	1
부속성 골격 체지 골격	상지골	64
	하지골	62
	합계	206

(origin)과 정지점(insertion)을 중심으로 골격근과 함께 지렛대 역할을 해 신체의 운동을 도와준다. 또 조혈 작용(추체, 대퇴골, 상완골, 늑골, 흉골에 위치한 적색골수에서 혈액 생성)을 하고, 무기질(칼슘이나 인)을 저장해 체내에 혈중 칼슘이나 인이 부족하면 호르몬 작용으로 방출해 체내에 공급한다.

② 뼈의 종류

뼈는 모양에 따라 여러 종류로 나눈다. 팔다리의 긴뼈를 장골(long bone), 손발의 짧은뼈를 단골(short bone), 두개골같이 납작한 뼈를 편평골(flat bone), 상악골처럼 공간이 있는 뼈를 함기골(pneumatic bone), 슬개골처럼 힘줄 안에 있는 뼈를 종자골(sesamoid bone), 접형골이나 척추골(vertebra) 등 모양이 불규칙한 뼈를 불규칙골(irregular bone), 두개골처럼 봉합된 뼈를 봉합골(suture bone)이라 한다.

① **장골** : 비교적 넓고 끝이 튀어나온 긴 원통형으로, 지렛대 역할을 한다. 장골의 체간은 골수강을 포함한다. 장골에는 중수골, 경골, 대퇴골, 요골, 척골, 상완골 등이 있다.
② **단골** : 크기가 작고 매끈한 육각형으로, 하나 이상의 뼈와 관절을 이루기 위해 관절면이 비교적 넓다. 충격을 흡수하며, 수근골과 족근골 등이 단골이다.
③ **편평골** : 대개 면이 약간 곡선을 이루며, 두꺼운 뼈(건이 붙은 뼈)부터 아주 얇은 뼈까지 다양하다. 편평골은 일반적으로 보호하는 역할을 하며, 장골과 늑골, 흉골, 견갑골 등이 있다.

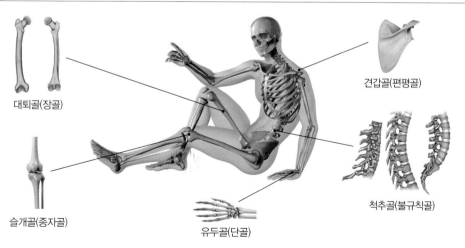

대퇴골(장골)

견갑골(편평골)

슬개골(종자골)

유두골(단골)

척추골(불규칙골)

그림 2-2 뼈의 종류

④ **불규칙골** : 모양이 불규칙한 뼈는 다양한 역할을 하며, 척추의 모든 뼈와 좌골, 치골, 상악골을 포함한다.

⑤ **종자골** : 작은 뼈는 보호하고, 역학적 이점을 향상하는 관절낭이나 근건의 건에 싸여 있다. 무릎과 엄지발가락, 엄지손가락의 굴근에 작은 종자골이 있다. 종자골은 부골(잉여골)이라 불리기도 한다. 사람에 따라 수가 다르기도 하며, 대부분 발이나 발목, 손같이 몸통에서 먼 쪽의 작은 관절에 있다. 슬개골이 대표적인 예다.

③ 뼈의 조직학적 구조

그림 2-3에서 볼 수 있듯이 대퇴골은 일반적인 뼈의 형태를 띤다. 장골에는 뼈의 긴 원통형 부분인 몸통(shaft) 혹은 골간이 있다. 딱딱하고 밀도가 높은 치밀골인 골간의 벽은 피질(cortex)로 구성된다. 골간의 외벽은 밀도가 높은 섬유성 막인 골막으로, 피질 안쪽은 비슷한 섬유성 막인 골내막으로 덮였다. 골간의 벽 사이에는 노란 지방 골수를 함유한 수질로 된 골수강이 있다.

장골의 양끝 골단은 보통 약간 넓고, 관절에 인접한 다른 뼈의 골단과 만나기 용이한 형태다. 골단은 해면골질에서 형성된다. 뼈가 자라는 동안 골간과 골단은 골단판(일반적으로 성장판이라고 알려진 얇은 연골판)에 의해 분리된다. 골단판은 골격이 성숙해짐에 따라 뼈로 채워지며 점점 닫힌다. 골단판은 관절이 부드럽게 움직이기 위해 관절연골

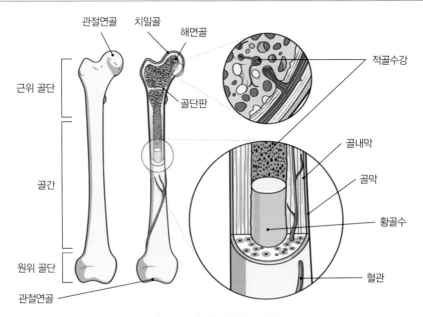

그림 2-3 대퇴골의 주요 부분

(articular cartilage)이나 유리연골(hyaline cartilage)로 덮였으며, 이는 완충 기능을 하는 동시에 마찰을 줄여준다.

❹ 뼈의 발달과 성장

기능해부학에서 가장 관심을 두는 골격은 대부분 유리연골에서 발달하는 연골내골화(연골뼈되기, endochondral ossification)다. 연골내골화는 인간의 배아부터 성장해서 형태를 만들고 긴뼈로 발전해간다. 아직 그 흔적이 있는 곳이 관절 사이의 연골이다. 척추 추체 사이의 연골, 흉골과 늑골을 이어주는 늑연골 등에서 나타난다. 막내골화(막뼈되기, intramembranous ossification)는 두개골과 쇄골이다.

뼈는 골단판이 닫힐 때까지 수직 성장을 계속한다. 골단판은 청소년기에 닫히기 시작해 대부분 18세쯤 닫히지만, 25세까지 열린 경우도 있다. 지름 성장은 일생 지속된다. 골막의 안쪽 층에서 오래된 막 위에 새로운 동심원형 막을 만들어내기 때문이다. 이때 골수강 측면 주변의 뼈가 흡수되면서 지름이 계속 커진다.

뼈는 살아 있는 조직으로 매주 5~7%가 교체되고, 4~5년마다 전체가 교체된다. 따라서 골세포는 파괴와 생성을 반복한다. 새로운 뼈는 조골세포(osteoblast)에 의해 형성되며, 오래된 뼈는 파골세포(osteoclast)에 의해 흡수된다. 이런 뼈의 재형성은 그림 2-4에서 묘사된 것처럼 지속적인 뼈의 성장, 뼈 모양의 변화, 스트레스에 대한 뼈의 적응, 뼈의 치유를 위해 반드시 필요한 과정이다.

뼈는 스트레스를 받으면 강해진다. 스트레스에 대한 뼈의 작은 개념은 볼프의 법칙(Wolff's law)으로 잘 알려졌다. 건강한 사람의 뼈는 부하에 적응할 수 있다는 것이다. 예

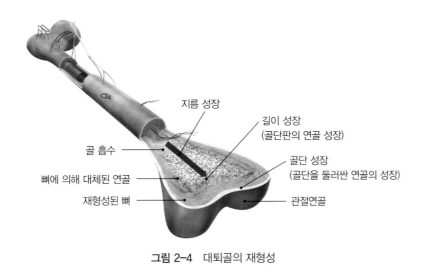

지름 성장
골 흡수
뼈에 의해 대체된 연골
재형성된 뼈

길이 성장
(골단판의 연골 성장)
골단 성장
(골단을 둘러싼 연골의 성장)
관절연골

그림 2-4 대퇴골의 재형성

를 들어 무거운 물건을 주기적으로 드는 경우, 무게를 감당하는 뼈는 굵기와 강도가 증가해 재형성되고 골밀도가 높아진다. 반대로 특정 뼈에 가해지는 부하가 줄어들면 그 뼈는 약해질 것이다.

요가의 수리야-나마스카라 수련 시 차투랑가(chaturanga)에서 차투랑가단다아사나(chaturanga dandasana)를 통해 두 손과 두 발로 전신을 들거나 버티는 동작과 함께 점프 기술을 사용한다. 이때 손목 관절에 가장 많은 통증을 호소하는데, 그 이유는 세 가지로 생각할 수 있다. 첫째, 손바닥의 위치와 수근골, 요골, 척골의 균형과 각이다. 둘째, 볼프의 법칙이다. 요가 수련을 지속적이고 바르게 하지 않고 간헐적으로 한 결과다. 셋째, 호흡에 대한 몸의 반응이다. 하타·치유비니요가 수련을 통해 뼈를 재형성하고 강하게 할 수 있다.

골밀도와 갑상샘 기능도 밀접한 관련이 있다. 갑상샘항진증(hyperthyroidism)은 체력 소모가 심하고 쉽게 피곤하며, 많은 땀을 배출하고, 체중 감소와 손발이 떨리고 힘이 빠지는 현상이 나타난다. 갑상샘저하증(hypothyroidism)은 몸이 붓고 체중이 증가하며, 의욕 상실과 집중력 저하, 기억력 감퇴, 월경량 증가, 근육통, 피부 건조와 변비 등이 나타난다. 골다공증과 호르몬의 생리적 기전은 갑상샘에서 갑상샘호르몬을 분비하고, 이 호르몬은 신진대사를 촉진하기 때문에 파골세포의 활동도 빠르게 만든다. 파골세포의 골 흡수가 너무 빨라 조골세포가 따라잡지 못하는 것이다.

신장의 부신피질에서 분비하는 스트레스 호르몬이 코르티솔(cortisol)이다. 코르티솔은 단백질 분해를 빠르게 하고 근육을 위축시키며, 뼈에서 칼슘의 방출을 촉진해 소변으로 배출하고, 파골세포를 활성화하며 조골세포의 기능을 억제한다. 이는 골 손실은 빠르게, 골 형성은 느리게 만들어 골밀도는 급격히 떨어지고 골다공증이 발생한다. 특히 코르티솔은 스트레스로 발생하는 경향이 강하다. 몸과 마음의 균형을 잡아주는 하타·치유비니요가 수련 중에 저항 운동이 필요한 것도 이 때문이다.

❺ 관절의 형태

두 개 이상의 뼈가 결합해 다양한 움직임을 만들어낸다. 각 관절의 이름은 해당 관절의 움직임과 종류에 따라 정해진다. 관절은 신체 내의 중력과 근육 작용으로 발생한 힘을 전달·분산한다. 뼈의 구조는 각 관절에서 움직임의 종류와 운동 범위를 제한한다. 예를 들어 척골은 움직임이 없고, 요골만 움직여 회외와 회내의 움직임을 만든다. 이런 구조에 따라 움직일 수 없거나 약간 움직일 수 있는 관절과 또 다른 관절은 다양한 운동 범위에서 자유롭게 움직인다. 움직임의 형태나 범위는 모든 인간이 비슷하나, 움직임이 자유로운 정도, 범위, 활동성은 인대와 근육에 따라 제한된다.

관절은 구조와 기능에 따라 분류할 수 있다. 구조에 따라 섬유관절(fibrous joint)과 연골관절(cartilaginous joint), 윤활관절(synovial joint)로 나누며, 기능에 따라 부동관절(synarthrosis)과 반관절(amphiarthrosis), 가동관절(diarthrosis)로 나눈다. 부동관절은 다시 봉합결합과 정식결합(gomphosis), 반관절은 인대결합(syndesmosis)과 섬유연골결합(symphysis), 연골결합(synchondrosis), 가동관절은 절구관절과 경첩관절, 안장관절, 중쇠관절, 평면관절, 융기관절로 나눈다.

섬유관절은 결합조직이 섬유에 의해 결합되며, 뼈 사이에 공간이 없어 기본적으로 움직임이 불가능하다. 이에 속하는 하위 범주로 움직일 수 없는 두개골의 봉합결합, 상악골과 하악골에 박힌 치아의 정식결합, 약간 움직일 수 있는 원위 경골과 비골의 인대결합, 전완과 하퇴의 골간막이 있다. 특히 부동관절은 상대적으로 큰 접촉면을 통해 힘을 분산하므로 손상 가능성을 줄인다.

연골관절은 유리연골이나 섬유연골에 의해 결합되고, 뼈 사이에 공간이 없으며, 약간 움직일 수 있다. 이에 속하는 하위 범주로 흉골과 늑연골의 연골결합, 치골결합(symphysis pubis)과 추간판(intervertebral disks)의 섬유연골결합이 있다.

윤활관절은 뼈 사이에 공간이 있으며, 자유로운 움직임이 가능하다. 치유비니요가 수련과 관련이 깊은 관절은 윤활관절인 가동관절이다. 가동관절은 자유롭게 움직이며, 인대 조직을 소매처럼 감싸는 막이 관절낭(joint capsule)이다. 이런 인대성 윤활낭, 즉 관절강(joint cavity)은 관절낭 내부 공간을 부드럽게 해주는 윤활액을 분비하는 가는 혈관을 따라 자리한다. 어떤 관절낭은 특정 부위에서 두꺼워져 비정상적인 움직임이나 관절 틈새를 지지하기 위한 단단하고 탄성력 없는 인대를 형성한다.

인대는 위치와 크기, 힘이 다양하다. 뼈와 뼈를 연결하는 인대는 관절의 안정성을 제공한다. 많은 경우 관절낭과 이어지지 않은 인대는 관절을 더 단단히 지지하도록 돕는다(그림 2-5). 경우에 따라 이런 인대는 무릎 안의 전방십자인대(anterior cruciate ligament, ACL)처럼 관절에 포함되거나, 관절낭 밖에 위치한 무릎 비골측부인대처럼 관절 외부에

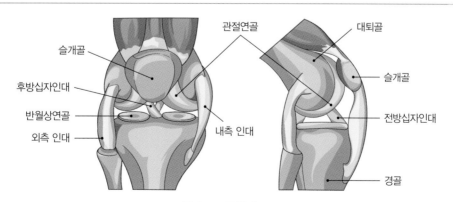

슬개골
관절연골
대퇴골
후방십자인대
슬개골
반월상연골
외측 인대
내측 인대
전방십자인대
경골

그림 2-5 무릎의 구조

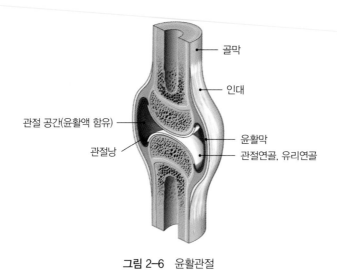

그림 2-6   윤활관절

자리하기도 한다. 관절강 안에 골단의 관절면은 마찰이나 손상에서 뼈끝을 보호하도록 도와주는 관절막 혹은 유리연골로 덮였다(그림 2-6).

　관절면은 윤활액 덕분에 마찰이 적고 내구성이 좋다. 연골은 압축성과 탄력성이 있기 때문에 압박력과 전달력을 흡수한다. 관절연골에 공급되는 혈액의 양은 매우 제한적이므로, 관절의 움직임과 이에 따르는 윤활액의 흐름에 의존해 영양분을 공급받는다. 관절의 건강과 기능을 유지하기 위해 정상 가동 범위에서 관절의 유지와 활용은 매우 중요하다.

　어떤 가동관절의 관절면 사이에는 충격을 효과적으로 흡수하고 관절 안정성을 높여주는 섬유연골판이 존재한다. 무릎 내측과 외측의 반월상연골(meniscus), 고관절과 견관절 테두리(관절순, labrum acetabulare)가 이런 관절의 예다. 가동관절은 하나 이상의 면에서 움직인다. 한 면에서 움직이는 관절은 자유도가 1인 반면, 두 면과 세 면에서 움직이는 관절은 자유도가 2와 3이다. 구조적으로 이런 관절을 6개 그룹으로 나눌 수 있다(그림 2-7).

　절구관절(ball and socket joint)은 자유도가 3이다. 전형적인 움직임은 굴곡, 신전, 외전, 내전, 내회전, 외회전과 더불어 세 면과 축에서 일어나고, 모든 면에서 움직인다. 예로는 견관절과 고관절이 있다.

　경첩관절(hinge joint)은 자유도가 1이다. 움직임은 굴곡과 신전, 시상면과 관상축에서 일어나고, 한 면에서 가동 범위가 크다. 예로는 주관절(elbow joint), 발목, 무릎관절이 있다.

　안장관절(saddle joint)은 자유도가 3이다. 움직임은 굴곡, 신전, 외전, 내전, 내회전, 외회전과 더불어 세 면과 축에서 일어나며, 절구관절의 움직임이 가능하다.

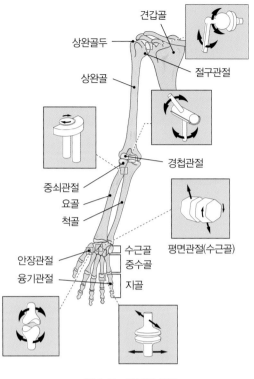

그림 2-7 관절의 종류

중쇠관절(pivot joint)은 자유도가 1이다. 움직임은 내회전과 외회전이 일어나고, 수평면과 수직축을 중심으로 회전한다. 예로는 경추의 환추와 축추, 근위와 원위 요척관절에서 척골에 대한 요골의 회전이 있다.

평면관절(활주관절, plane joint)은 자유도가 3이다. 움직임은 굴곡, 신전, 외전, 내전, 내회전, 외회전과 더불어 다양한 면과 축에서 일어난다. 서로 미는 두 면 혹은 뼈의 표면으로 구성되며, 제한된 미끄러짐이 가능하다. 예로는 손목의 수근골과 발목의 족근골이 있다.

융기관절(condyloidal joint)은 자유도가 2다. 움직임은 굴곡, 신전, 외전, 내전이 일어나며, 시상면과 관상면에서 뼈가 회전 없이 움직인다. 예로는 중수골과 수지골 사이인 제2~5중수지관절이 있다.

⑥ 뼈 부분의 표지점과 역할

뼈는 관절, 근육, 건, 인대, 신경, 혈관과 기능적인 관계를 형성하기 위해 존재하는 특정 부분의 표지점이 있다. 기본적으로 모든 뼈 부분 표지점은 다음과 같이 구분할 수 있다. 먼저 관절 부위에 나타나는 표지점이다.

① 융기(condyle) : 보통 다른 뼈와 관절을 이루는 크고 둥근 돌기로, 경골 위 내측과 외측 돌기, 대퇴골 아래 내측과 외측이다.

② 관절면(facet) : 평평하고 작거나 거의 평평한 표면이다. 척추의 모든 관절면이다.

③ 골두(head) : 두드러지고 골단 부위가 둥그런 돌기이며, 보통 관절과 이어진다. 대퇴골두와 상완골두에서 볼 수 있다.

다음으로 근육과 건, 인대 부착 과정에서 나타나는 부분 표지점이다.

① 관절각(angle) : 구부러지거나 튀어나온 각을 이루는 돌기로, 견갑골 상부와 하부의 각에서 볼 수 있다.

② 가장자리(border) : 뼈의 가장자리 혹은 경계선에 존재하는데, 예로는 요골과 척골의 내측, 견갑골의 내측연과 외측연이 있다.

③ 상과(epicondyle) : 관절돌기 위에 위치한 돌기로, 상완골의 내측이나 외측 상과다.

④ 능선(crest) : 두드러지고 좁고 산등성이 같은 돌출부로, 골반의 장골능이다.

⑤ 선(line) : 능선보다 덜 두드러진 능선의 뼈로, 대퇴골 조선(linea aspera of femur)이다.

⑥ 돌기(process) : 두드러진 돌출부로, 견봉돌기와 주두돌기가 있다.

⑦ 가지(ramus) : 돌기보다 두껍고 불규칙한 면의 일부분으로 주요 부분과 각을 이루며, 치골지(pubic ramus)의 상부와 하부에서 볼 수 있다.

⑧ 가시(spine), 돌기(process) : 날카롭고 가느다란 돌출부로, 척추의 극돌기와 횡돌기, 견갑극(scapular spine)이다.

⑨ 봉합(suture) : 뼈 사이에 결합한 선으로, 좌우 두정골 사이의 시상봉합이다.

⑩ 전자(trochanter) : 가장 큰 돌출부로, 대퇴골의 대전자와 소전자다.

⑪ 결절(tubercle) : 작고 둥그런 돌출부로, 상완골의 대결절과 소결절, 대퇴골의 내전근결절, 좌골결절이다.

⑫ 조면(tuberosity) : 크고 둥글거나 거칠게 만들어진 돌출부로, 요골조면과 경골조면, 둔근조면, 삼각근조면이 있다.

⑬ 공(foramen) : 둥근 공이나 열린 뼈로, 골반의 폐쇄구멍이다.

⑭ 오목(fossa) : 함몰 혹은 납작해진 표면으로 극상와, 장골와다.

⑮ 절흔(notch) : 뼈의 가장자리 함몰로, 척골의 도르래와 요골파임이다.

⑯ 고랑(groove) : 뼈 위의 골이나 골 같은 함몰로, 상완의 결절간구다.

⑰ 길(meatus) : 뼛속(골수)에 있는 관 같은 통로로, 측두골의 외이도다.

⑱ 공동(cavity) : 오목(depression)과 구멍(opening), 고랑(groove)을 포함하며, 다른 구조물을 위한 건과 혈관, 신경이 지나는 공간이다.

❼ 뼈대 요소의 표면적 특징

모든 뼈의 속 구조와 바깥 구조는 특징이 있다. 인접한 뼈와 맞닿는 부위, 힘줄, 인대 등이 부착되는 부위는 융기되거나 돌출된다. 이런 뼈의 표면적 특징을 관찰하면 상당한 해부학적 기능 정보를 알 수 있다. 뼈의 표면적 특징은 골격근의 기시점과 정지점을 알고 관찰해 움직임, 근육의 기능과 균형(비율)을 판단하는 기준이 된다. 표면적 특징을 알고 골격의 세부 사항을 익히면 신체의 구조적 불균형에 접근하기 쉬울 것이다. 치유 비니요가와 신체 구조의 불균형은 뒤에서 세부적으로 다룰 것이다.

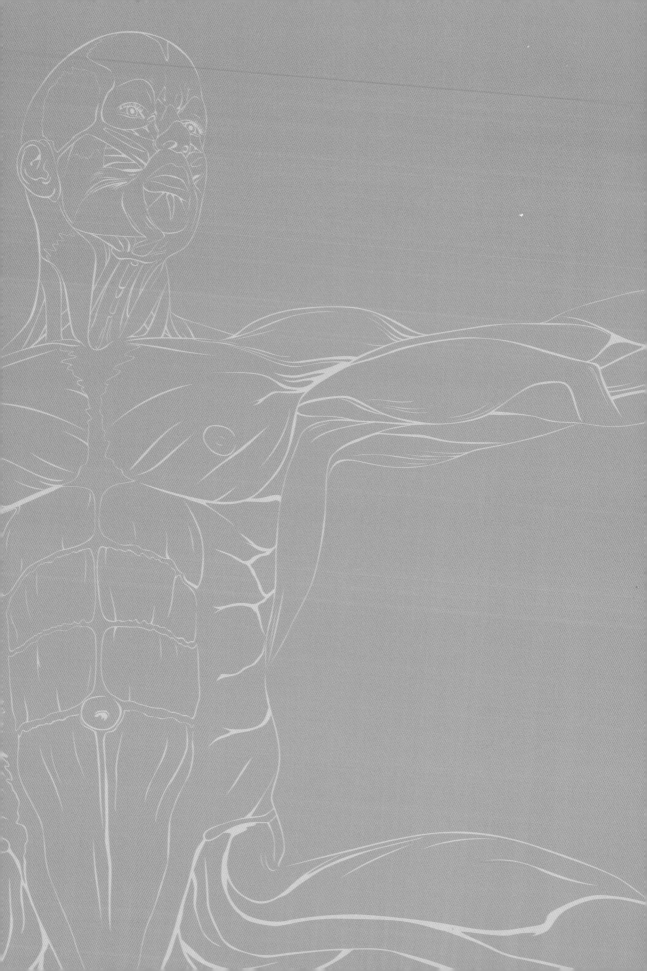

03 | 인체의 근육계

❶ 근육이란

근육은 근육세포의 결합조직으로, 수축 운동을 통해 개체의 이동과 자세 유지, 체액 분비 등을 담당하는 신체 기관이다. 또 근육은 수의근으로 구성되지만 한 기관으로, 근섬유 외에 혈관과 신경섬유 등을 공유한다. 근육은 치밀 섬유성 결합조직에 의해 골격에 규칙적으로 부착된다. 이 치밀 섬유성 결합조직의 한쪽 끝은 근섬유 끝에 붙고, 다른 쪽은 뼈 주위 골막이나 뼛속에 있는 섬유성 결합조직에 연결된다. 이 결합조직이 너무 짧으면 근섬유가 마치 뼈에 직접 기시하는 것같이 보여 근육 기시라고 한다.

그러나 대다수 근육은 긴 결합조직 다발이 모여 건(tendon)으로 기시하고 정지한다. 살아 있는 근육은 운동 중에 근섬유가 파열되거나 다치는 경우가 있다. 반면에 건은 많은 근육이 뼈에 부착되면 좁은 면적에 건의 형태로 결합돼 강한 장력을 견딜 수 있도록 설계됐다.

❷ 근육의 종류와 특징

표 3-1 근육의 형태와 종류

근육의 형태	신체 부위별 종류	지배 신경별 종류	
횡문근(striated muscle)	골격근(skeletal muscle)	수의근 (voluntary muscle)	중추신경계
			골격근, 안면근
	심근(cardiac muscle)	불수의근 (involuntary muscle)	자율신경계
평활근(smooth muscle)	내장근(visceral muscle)		내장근, 심근

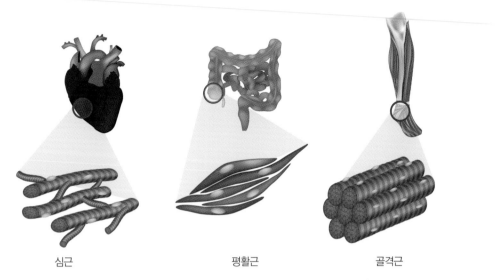

심근   평활근   골격근

그림 3-1 근육의 형태와 신체 부위별 종류

③ 골격근의 기능

① 동작(motion) : 뼈의 견인과 움직임 창출. 사람의 움직임은 골격근의 수축에 따라 시작, 수정, 조절.

② 자세(posture) : 골격근은 중력에 대항해 수직으로 선 자세 유지.

③ 보호(protection) : 골격근은 뼈가 보호되지 못하는 부분에 있는 구조 보호. 복부(abdomen)는 뼈에 의해 보호받지 못하는 연약한 기관. 몸통의 자유로운 움직임을 선택(복부 근육 등에 의해 장기 보호).

④ 열 발생(thermogenesis) : 골격근이 움직임을 만들기 위해 수축하는 동안 체열 생산(추울 때 불수의근).

⑤ 혈관 펌프(vascular pump) : 골격근의 수축은 림프와 정맥혈의 순환.

④ 골격근의 특징

① 신장성(extensibility) : 조직의 손상 없이 신장하는 능력. 신장성 없이 늘어나는 근육은 손상을 초래.

② 탄력성(elasticity) : 길어지거나 짧아진 뒤 원래 크기로 돌아오는 성질.

③ 흥분성(excitability) : 전기적 신호에 따른 자극에 반응하는 능력. 신경전달물질과 활동전위.

④ 전도성(conductivity) : 전기적 신호를 전달하는 능력. 활동전위, 근육조직이 신경계로

인해 흥분한 전기신호를 내부 세포 구조로 운반.

⑤ **수축성(contractility)** : 전기 자극에 반응해 오그라들거나 줄어드는 성질. 신경계에 의한 활동전위, 힘 생산.

⑤ 근육의 구조

근육은 수많은 근육세포로 구성된다. 이를 근섬유(muscle fiber)라고 한다. 근섬유는 근육(muscle, 근복) 안에 근육 다발(facicles, 근속)로 묶여 있다. 또 근육은 각각의 구조를 구별할 수 있도록 섬유성 근막의 여러 층으로 구성돼, 위치에 따라 다른 이름으로 구분된다. 근내막은 각각의 근섬유를 둘러싸고, 근육 다발막은 각각의 근육 다발을 둘러싸며, 혈관과 신경이 지난다. 근외막은 전체 근육을 둘러싼다.

근내막과 근외막, 근육 다발막은 뼈에 근육의 섬유조직 부착점을 만들기 위해 근육의 끝을 지나서 계속된다. 이 부착점이 끈(cordlike) 모양이면 힘줄(건)이라 부른다. 부착점이 넓고 편평하면 널힘줄(aponeurosis)이라 부른다. 이들은 뼈 부착점에 근육 힘살(muscle belly)의 당기는 힘을 전달한다.

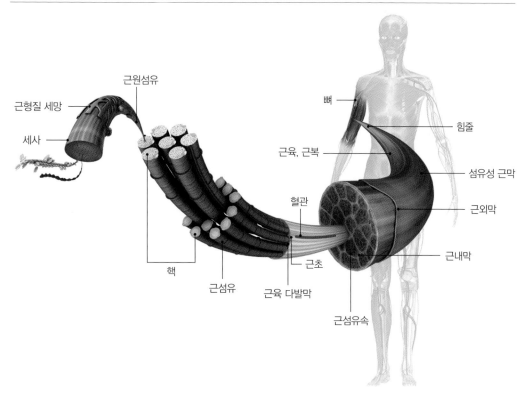

그림 3-2 근육의 구조

근섬유는 근원섬유라는 조직으로 채워진 구조다. 근섬유에는 근초와 핵, 근형질 세망이 있다. 근원섬유는 근섬유 내에서 세로 방향으로 뻗었고, 미세섬유와 세사로 구성된다. 세사는 근원섬유 마디(근절, sarcomere)로 배열된 구조다.

⑥ 근육의 기시점과 정지점

전형적인 근육은 관절을 지나 두 뼈에 부착해서 뼈를 움직이게 한다. 근육의 양끝 부착부를 구별하기 위해 기시점과 정지점이라고 기술한다. 기준은 고정된 것(proximal), 운동성이 적은 것과 많은 것(distal)으로 구분된다. 움직임은 일반적으로 정지점에서 기시점으로 일어나지만, 반대 경우도 있다. 근육의 정지점은 근육에 부착되고, 근육의 수축에 따라 움직이는 경향이 있는 지점이다. 정지점은 뼈, 힘줄, 피부 밑 진피 결합조직으로, 보통 힘줄을 통해 뼈와 근육을 연결한다.

근육의 부착부를 아는 것은 근육의 다양한 운동 능력을 이해하는 데 기본이 된다. 치유비니요가의 신체 구조 불균형에 아사나를 적용할 때, 부착부의 관절과 뼈를 통해 근육의 불균형과 구조의 변형을 알고 치유하는 데도 유익하다.

⑦ 근육수축의 종류

① 등척성 수축 : 등척성(isometric) 운동은 근육과 관절에 변화가 없는 상태에서 힘을 쓰는 운동이다. 상지를 신전한 상태에서 벽을 미는 동작이 대표적이다. 하타비니요가

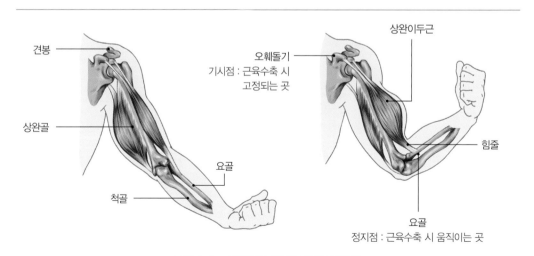

그림 3-3 상완이두근의 기시점과 정지점

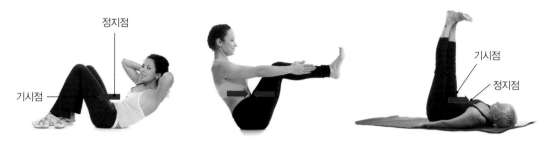

그림 3-4 복직근의 기시점과 정지점

는 3회 반복하고, 마지막에는 등척성 운동 상태에서 호흡에 집중한다. 이 운동은 자세를 유지한 상태에서 근육이 강하게 수축되기 때문에 근육 강도를 높이고, 특히 나이가 들어가며 근육량이 감소해 일상생활 체력에 발생하는 문제를 극복하는 데 도움이 된다.

② **등장성 수축** : 등장성(isotonic) 운동은 관절과 함께 근의 길이가 변하는 운동이다. 무거운 물체를 드는 형태로, 하타비니요가에서 3회 반복 자세를 취하는 동작이 등장성 운동에 속한다. 이 운동에 충분한 시간을 들이면 근육 강도와 근지구력을 향상할 수 있다. 보디빌더가 외형을 증진하는 데 주로 사용한다. 등장성 운동에는 구심성 수축(concentric contraction)과 원심성 수축(eccentric contraction)이 있다.

⑧ 근육 작용의 결정

근육이 신체의 어느 부분을 어떻게 움직이는가는 기시점과 정지점, 관절의 관계에서 결정된다. 치유비니요가 지도 시 체형에 따라 어떤 근육을 수축하고 이완해야 하는지, 움직임에 어떻게 관여하는지 알아야 한다.

근전도(electromyography)는 근육의 수축으로 생겨나는 전기적 자극을 기록하는 기술이다. 근육의 위치나 깊이에 관계없이 주어진 운동에 어떤 근육이 관여하는지 알 수 있으며, 여러 근육이 함께 수축할 때 개별 근육이 관여하는 순서와 근육의 수축력까지 측정이 가능하다. 근전도는 근육의 수축과 작용에 대한 정보는 얻을 수 있으나 아직 불완전하고, 지금도 연구 중이다. 근육 작용에 대한 정보로 다양한 아이디어를 창출할 수 있다는 점이 중요하다.

주동근(agonistic muscle), 길항근(antagonistic muscle), 협동근(synergistic muscle) 등이 조화를 이루거나 대항해 안정화 작용을 해서 몸의 움직임을 만들고 힘을 사용한다. 주동근이 움직임의 주된 방향으로 근육이 수축할 때, 길항근은 상반된 작용을 한다. 협동근은 주동근과 동시에 수축하는 근육으로, 주동근이 움직일 때 원치 않는 움직임을 방지하기 위해 동시에 수축해 고정 작용을 하거나 안정화 작용을 수행한다. 길항근은 주동근의 움직임에 반대 작용을 한다. 좀 더 살펴보면 주동근에 대립해서 움직이는 것이 아니라, 협력하거나 완전히 이완해서 불필요한 효과를 방지하기 때문에 협동근으로 작용한다고 볼 수도 있다.

하타비니요가에서 상체를 앞으로 굽히는 우타나아사나는 일반적인 개념으로 복직근이 주동근이 되고, 뒤의 척추기립근이 길항근이 된다. 하지만 자세와 중력의 관계를 통찰하면, 중력이 주동근의 기능을 수행하는 동안 신장성 수축을 하는 길항근인 척추기립근이 그 운동을 조절·담당한다.

❾ 근육의 명칭

① **근육의 작용에 따른 명칭** : 근육 이름에 작용의 의미를 내포한다. 쉬운 예로 levator scapula를 풀어보면 levator는 '올림', scapula는 '견갑골'로 어깨를 올리는 근육이다. 한글 이름 어깨올림근이나 한자 견갑거근(肩胛擧筋)도 어깨를 들어 올린다는 의미다. 굴근(flexor), 신근(extensor), 외전근(abductor), 내전근(adductor) 등이 있다.

② **근육의 위치에 따른 명칭** : 근육 이름이 위치를 나타낸다. 예를 들어 경골근(tibialis)은 경골의 근육, 즉 하퇴에 있는 근육이다. 대퇴근(femoris muscle), 늑간근(intercostal muscle), 견갑하근(subscapular muscle) 등이 있다.

③ **근섬유 방향에 따른 명칭** : 근육 이름에 근섬유의 방향이 드러난다. 복부 근육이 대표적으로 복직근, 내복사근, 외복사근, 복횡근이 있다. 복직근은 세로 방향, 내복사근과 외복사근은 사선 방향, 복횡근은 가로 방향을 나타낸다. 결과적으로 근섬유의 방향뿐만 아니라 위치와 작용의 의미도 내포함을 알 수 있다.

④ **근육 다발 수에 따른 명칭** : 근육 다발 수에 따라 근육 이름이 붙는다. 예를 들어 대퇴사두근(quadriceps femoris muscle)은 네 머리로 된 근육이다. 대퇴골에 근육 네 개(내측광근, 외측광근, 중간광근, 대퇴직근)가 부착된 것을 알 수 있다. 이두근, 삼두근, 사두근이다.

⑤ **근육의 모양에 따른 명칭** : 근육의 모양에 따라 근육 이름이 붙는다. 예를 들어 삼각근은 어깨에 있는 삼각형 근육을 의미한다. 승모근(trapezius)은 작은 탁자 모양 혹은 사다리꼴을 뜻하며, 한자 이름 僧帽筋은 승려의 모자와 비슷해서 붙은 것이다.

⑥ **근육의 크기에 따른 명칭** : 근육의 크기에 따라 이름이 붙는다. 예를 들어 둔근(gluteus, 臀筋)은 크기에 따라 대둔근, 중둔근, 소둔근으로 나뉜다.

⑩ 지근섬유와 속근섬유

느린 수축을 하는 근육을 근섬유 Ⅰ형(Type Ⅰ fiber)이라 하며, 느린 산화 혹은 지근섬유 (slow-twitch-fiber, 적근)로도 불린다. 지근섬유는 긴장성 근육(tonic muscle)으로, 장시간 지속적인 작용을 요구하는 정적인 활동에 기능한다. 서 있는 자세가 좋은 예다. 지근섬유는 산화효소가 뛰어난 미토콘드리아가 많고, 모세혈관에 둘러싸였으며, 속근섬유보다 미오글로빈 농도가 높다. 이는 지근섬유가 유산소성 대사 능력과 피로에 저항하는 능력이 크다는 의미다. 지근섬유는 수축 속도가 느리고 장력이 약한 반면, 효율성이 높다.

속근섬유(fast-twitch-fiber, 백근)는 Ⅱx형과 Ⅱa형이 있다. 속근섬유는 위상성 근육 (phasic muscle)으로, 단시간에 신속하게 수축해 당 분해 효소를 다량 함유한다. 속근섬유 혹은 빠른 해당섬유라 불리는 근섬유 Ⅱx형(Type Ⅱx fiber)은 미토콘드리아가 상대적으로 적다. 그래서 유산소성 대사 능력이 제한되며, 지근섬유보다 피로에 저항하는 능력이 약하다. 당원 저장과 해당 작용 효소가 풍부해 무산소성 대사 능력이 큰 반면, 효율성이 낮다. 낮은 효율성은 높은 에이티피아제(ATPase) 활동과 관련이 있으며, 그 결과 운동 중 수행한 에너지 효율성이 높다.

또 다른 속근섬유는 중간섬유(intermediate fiber) 혹은 빠른 유산소 해당 섬유라 불리는 근섬유 Ⅱa형(Type Ⅱa fiber)이다. Ⅱa형은 Ⅰ형과 Ⅱx형의 중간 특성을 보여, 에너지 체계에서 유산소성·무산소성 대사 능력이 있다. 하타비니요가에 사용되는 근육은 지근섬유의 비율이 높을 것으로 생각된다. 지근섬유와 속근섬유의 특성은 표 3-2와 같다.

표 3-2 골격근 섬유의 특성

특성	속근섬유		지근섬유
	Ⅱx형	Ⅱa형	Ⅰ형
미토콘드리아 수	적음	많음/중간	많음
피로도	낮음	높음/중간	높음
에너지 체계	무산소성	유산소성·무산소성	유산소성
수축 속도(Vmax)	가장 빠름	중간	느림
효율성	낮음	중간	높음
장력	강함	강함	약함
에이티피아제 활동	가장 높음	높음	낮음

⑪ 고유수용기 감각

고유수용기 감각(proprioception sense)은 신체 내부의 감각을 통해 인체의 움직임과 방향, 근육의 길이, 관절의 위치, 근육의 장력 변화를 감지한다. 발달학적으로 볼 때 고유수용기 감각은 몸의 균형을 담당하는 전정기관(vestibular system)과 관련이 깊다. 근육이 균형을 유지하기 위해서는 수축과 이완을 최적으로 유지해야 하는데, 고유수용기 감각은 이에 필요한 정보의 피드백을 제공한다. 하타비니요가 수련 시 집중, 알아차림 등이 고유수용기 감각의 중요성을 의미한다.

근육에 화학수용기, 근방추, 골지건기관 등 다양한 수용기가 있다. 화학수용기는 근육 내 수소이온 농도(pH), 세포와 칼륨 농도, 산소와 이산화탄소의 압력 변화에 반응해서 중추신경계에 정보를 전달하는 자율신경계통 말단으로, 운동하는 동안 심폐계수를 조절한다. 신경계가 골격근의 움직임을 조절하기 위해서는 근육수축을 통해 지속적인 감각 피드백을 받아야 한다.

근방추

근방추(muscle spindles)는 근육의 길이에 관한 정보를 제공하며, 인간의 섬세한 근육에서 많이 발견된다. 특히 손의 근육과 같이 미세한 각도 조절이 필요한 근육은 근방추 밀도가 가장 높다. 반대로 큰 동작을 하는 대근육은 근방추가 상대적으로 적다. 근방추는 추내근섬유(intrafugal muscle fibers)라 불리는 얇은 근섬유 4~20개로 구성되고, 감각신경과 결합조직으로 둘러싸였다. 감마운동신경의 말단에 연결되며, 근섬유와 함께 평행하게 움직인다. 추내근섬유는 일반 근섬유와 달리 액틴과 미오신이 거의 없기 때문에, 중심부는 수축할 수 없고 이완만 가능하다.

근방추는 근육의 길이와 변화 속도, 근육수축의 상태 변화율에 관한 정보를 중추신경으로 보내 반사적으로 수축해서 근육의 길이를 적절하게 유지한다. 근육이 신장되면 근방추(추내근섬유, 감마운동신경)도 같이 늘어나는데, 이때 근방추를 둘러싼 감각신경이 근육의 길이 정보를 척수로 보낸다. 근육이 지나치게 늘어나면 손상 위험이 있기 때문에, 척수는 근육을 수축하라는 신호를 보내 추외근섬유(extrafugal muscle fiber)를 지배하는 알파운동신경을 흥분시켜 근육이 늘어나지 않도록 한다.

근방추는 근육과 관절을 보호하고, 자세 유지나 정교한 움직임, 근육의 장력과 협조운동에 중요한 역할을 하는 고유수용기다. 근육의 신장 속도가 빠르면 어떻게 될까? 하타비니요가에서 우타나아사나를 빠르게 할 때 근방추의 기전은 그림 3-5와 같다.

근방추에는 1차 구심성(type Ⅰa, 굵고 전도가 빠름, 근육 길이 속도에 반응)과 2차 구심성(type Ⅱ, 가늘고 전도 느림, 근육 길이 변화에 반응)이 있다. 1차 구심성은 빠른 신장 속도에 반응하고, 2차 구심성은 느린 신장 속도에 반응해서 척수에 전달해 운동신경을 통해 근

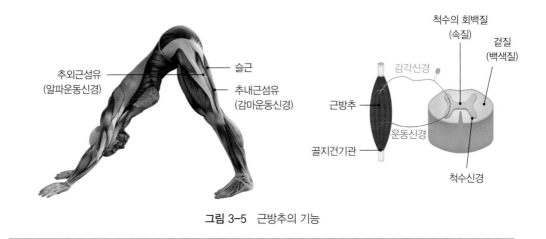

근방추의 기능 figure labels:
추외근섬유 (알파운동신경) / 슬근 / 추내근섬유 (감마운동신경) / 척수의 회백질 (속질) / 겉질 (백색질) / 감각신경 / 근방추 / 운동신경 / 골지건기관 / 척수신경

그림 3-5 근방추의 기능

육을 수축한다. 이런 기전에 따라 치유비니요가 수행 시 특정한 부위의 근육을 늘리는 방법에 대한 아이디어를 제공한다.

골지건기관

골지건기관은 근육수축에 따른 장력에 관한 정보를 중추신경계에 제공한다. 골지건기관은 건 내에 위치하고, 추외근섬유와 함께 직렬로 연결된다. 근육이 수축하는 동안 과도한 힘을 막는 데 도움을 주는 안전장치 역할, 즉 억제 반사를 한다. 억제 반사는 지나친 근육수축을 막고, 골격근의 움직임을 조절한다. 예를 들어 근육으로 발휘되는 힘의 양은 골지건기관의 억제 작용을 자발적으로 저지하기 위한 개개의 능력에 의존한다. 골지건기관의 억제 작용은 근력 훈련을 통해 점차 감소될 수 있는 것으로 보인다. 이는 근력이 더 큰 힘을 발휘할 수 있도록 하며, 운동 수행 능력을 향상한다.

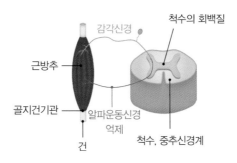

골지건기관의 기능 figure labels:
감각신경 / 척수의 회백질 / 근방추 / 골지건기관 / 알파운동신경 / 억제 / 건 / 척수, 중추신경계

그림 3-6 골지건기관의 기능

⑫ 신장반사와 상호 억제

요가 수행 시 스트레칭 : 신장 속도가 빠른 때는 근육 길이 속도에 민감한 1차 구심성 섬유 자극에 의해 충분히 자극하기도 전에 단축 현상이 일어난다. 반면에 신장 속도가 느린 때는 2차 구심성 섬유를 자극하기에 가능한 범위까지 충분한 스트레칭이 가능하다.

표 3-3 신장반사와 상호 억제

	신장반사	상호 억제
고유수용기	근방추	골지건기관
위치	근섬유	힘줄
기능	신장 속도가 빨라 조직의 손상을 줄 우려가 있을 때 척추 반사 신경을 통해 근육을 수축해 부상을 예방한다.	근육수축 시 발생하는 장력을 지속적으로 감지해 과도한 힘을 막는 데 도움을 주는 안전장치다.

⑬ 결절과 통증

만성 통증으로 염증 검사를 했는데, 염증이 없는 경우가 있다. 급성 통증을 포함해 근골 격계 통증은 염증이 원인인 경우가 많다. 그러나 컴퓨터 작업을 하거나 일정한 자세로 반복적인 동작을 하면 통증이 오고, 오래 앉아 있으면 허리가 아픈 것은 염증과 관련이 없다. 바르지 않은 자세로 작업하거나 한 자세로 일하면 근육이 계속 늘어나거나 수축 되어 뻣뻣하고 딱딱해져 결절이 생긴다(그림 3-7).

이 결절이 혈관을 압박해 근육의 혈액순환을 방해하는 경우를 허혈성 상태라고 한다. 근육이 일하기 위해서는 에너지가 필요하다. 세포호흡을 통한 해당 작용으로 포도당을 분해해 ATP를 생산한다. 이 과정에 산소가 필요하고, 혈액으로 에너지가 공급된다.

근육에 있는 혈관이 허혈성 상태가 되면 산소를 충분히 공급받지 못해, 우리 몸은 무 산소 호흡을 한다. 이때 알코올과 젖산이라는 부산물이 만들어진다. 무산소 호흡의 부 산물은 해로운 물질이기 때문에 혈액으로 운반되어 해독돼야 하지만, 허혈성 상태에는 이런 대사가 일어나지 않아 근육에 피로물질이 쌓인다. 이 피로물질이 점점 산성화돼 염증이 없는데도 통증을 유발하는 원인이다. 무산소 호흡(포도당 1개로 ATP 2개 생산)은 효율성이 매우 낮아 유산소 호흡(포도당 1개로 ATP 38개 생산)보다 현저하게 적은 에너지 를 생산한다. 공급되는 에너지는 적고 근육은 점점 위축되고 딱딱해지니 악순환이다.

만성적인 허혈성 근육은 바르지 못한 생활 습관이 원인이다. 치유비니요가는 근육이 정상적인 상태로 회복하기 위해 딱딱하고 뻣뻣한 근육의 결절을 제거하고, 호흡과 자 세를 활용해 혈액순환을 원활히 하며, 근력을 키워 근육의 질적 변화와 함께 탄성을 높

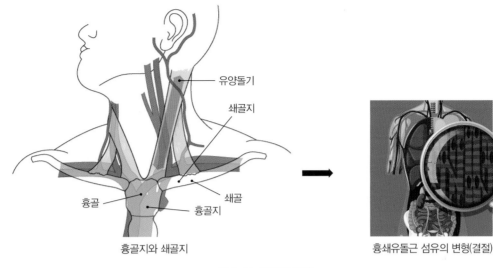

유양돌기

쇄골지

쇄골

흉골

흉골지

흉골지와 쇄골지

흉쇄유돌근 섬유의 변형(결절)

그림 3-7 결절과 통증

인다.

경직은 허혈성 상태가 짧은 시간에 만드는 것이 아니라, 긴 시간과 몸의 습관이 만든 것이다. 즉 허혈성 근육이 긴 시간의 습관과 관련 있다는 것은 우리 뇌와 근육세포가 특정한 움직임과 패턴이 있다는 의미다. 때문에 많은 시간이 걸릴 수도 있다. 치유비니요가는 이런 원인을 활용해서 치유에 개입하므로, 움직임의 패턴과 구조의 불균형을 알아차려야 한다.

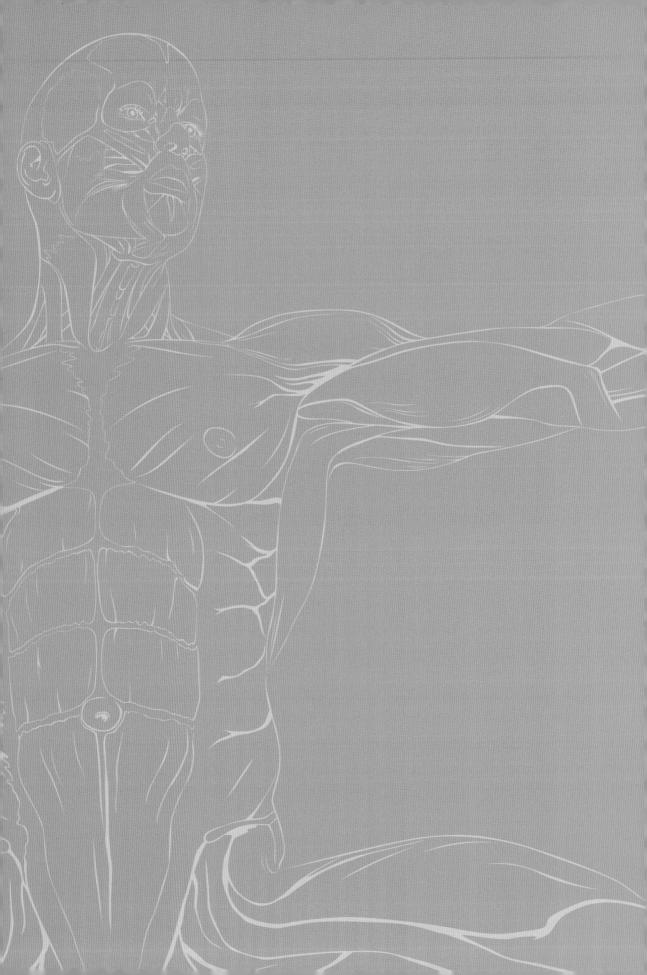

04 | 근골격과 근육의 기능

① 두개골과 관련된 골격의 이름

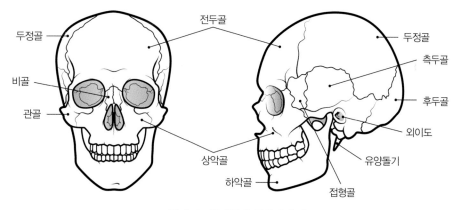

그림 4-1 두개골의 정면과 측면

② 측두골과 관련 있는 근육의 기능

측두골은 좌우 한 쌍으로 전두골 바깥 아래쪽이다. 뺨의 관골이나 관골궁(zygomatic arch), 하악골과 맞닿으며, 뼛속에 청각과 평형감각 기관을 수용하는 복잡한 뼈다. 측두골 외측은 두정골과 함께 넓고 밋밋해, 하악을 올려서 입을 다무는 씹기 운동이나 머리의 움직임과 관련된 근육이 부착되는 면을 제공한다.

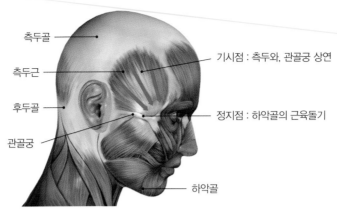

측두골 ── 기시점 : 측두와, 관골궁 상연

측두근 ──

후두골 ──

관골궁 ── 정지점 : 하악골의 근육돌기

하악골

그림 4-2 측두근

측두근

측두근(temporalis)은 두개골 측면에 있는 근육이다. 상부섬유는 거의 수직으로, 중간섬유는 비스듬하게, 하방섬유는 수평으로 주행한다. 이들은 각각 독립된 기능이 있다. 기시점은 측두와, 관골궁 상연이고 정지점은 하악골의 근육돌기(coronoid process)다. 측두근은 통증이 잘 생기는 근육으로, 증상은 두통(소화기 증상을 동반하는 편두통)과 치통(찬음식을 먹을 때나 딱딱한 것을 씹을 때), 개구장애(trismus)와 악관절장애(temporomandibular joint dysfunction, TMJ)다. 악관절장애는 교근보다 심하게 나타나지 않는다. 삼차신경이 지나는 곳으로, 입과 눈 주변 근육이 마비돼 한쪽으로 비뚤어지는 구안와사(facial nerve palsy)와도 연관성이 있다.

구안와사의 주원인은 안면의 찬 기운이다. 치유비니요가는 인체의 기혈 순환을 조절해 통증 부위에 혈액순환을 촉진하고, 부종에 따른 신경 압박을 완화해 스트레스를 줄여서 안면부의 손상된 신경과 근육 기능을 회복하는 방법으로 측두근의 근막과 근육을 풀어준다. 수지골 두 마디를 접어(손목 굴곡) 측두근 근섬유의 결에 따라 마사지하는 방법으로 긴장성 두통과 스트레스를 풀어줄 수 있다. 경락은 삼초경과 담경이 이 근육에 관계한다. 담경을 자극하면 스트레스와 피로가 빨리 회복된다. 치유비니요가에서 추천하는 동작은 심하아사나(simhasana, 사자 자세)다.

교근

교근(masseter)은 두꺼운 사각형 근육으로, 이를 악물 때 뺨에서 촉진할 수 있다. 기시점은 관골궁이고 정지점은 하악각과 하악지의 외측이며, 천층(superficial layer)과 심층(deep layer)으로 되어 있다. 교근은 하악을 올려서 입을 다물고 턱을 내미는 작용을 하며, 후방섬유 일부는 턱을 들이미는 작용을 한다.

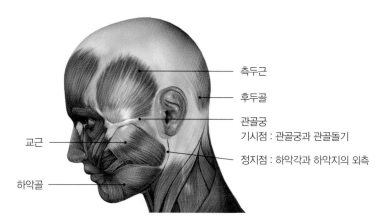

측두근

후두골

관골궁

기시점 : 관골궁과 관골돌기

교근

정지점 : 하악각과 하악지의 외측

하악골

그림 4-3　교근

교근은 분노, 긴장, 스트레스와 관련이 있다. 경락은 위경, 소장경, 담경이 관계한다. 개구장애와 이명 등이 나타나고, 통각점에 따라 서로 다른 증상을 보인다. 특히 우리나라 사람 30% 이상이 겪는 악관절장애와 관련 있는 근육으로, 악관절의 이상 증상은 입을 벌릴 때 턱이 아파서 크게 벌릴 수 없는 경우와 벌릴 때마다 턱에서 소리가 나는 경우다.

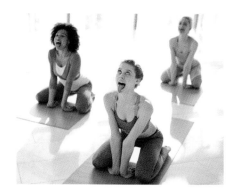

그림 4-4　심하아사나

입을 벌려 손가락이 세 개 이상 들어가지 않을 때 개구장애라 한다. 소리가 나는 것은 악관절의 균형이 어긋났다는 의미다. 소리는 악관절의 연골이나 디스크 주변 조직과 크고 작은 충돌을 일으킨다는 증거이기 때문이다. 잘못된 구강 습관, 턱을 괴는 자세, 긴장(이를 갈거나 화를 참을 때, 분노할 때)과 스트레스가 원인이 되어 턱이 아프고 턱에서 소리가 나며, 개구의 기능이 현저히 떨어지기도 한다.

젊은 여성에게 많이 나타나며, 통증과 얼굴의 비대칭으로 심리적 스트레스를 유발한다. 치유비니요가는 구조적 문제와 손상된 조직 회복, 긴장된 근육 이완, 목과 머리의 중심인 경추를 교정해서 운동 기능 회복, 통증 감소, 악관절 기능을 회복할 수 있다.

먼저 치아의 불일치를 체크한 뒤, 하악골 근육돌기 후면과 관골궁 후면에 중지를 대고 입을 벌리고 다물기를 10회 반복한다. 다음으로 심하아사나를 6~12회 한다(측두근과 교근의 수축과 이완 작용, 악관절 운동). 마지막에는 싯다아사나로 치아를 고르게 하고 혀를 입천장에 붙인 뒤, 호흡을 하고 명상한다. 침이 고이면 세 번에 나눠 삼킨다.

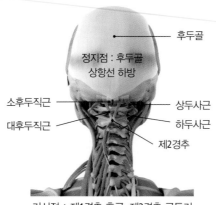

후두골

정지점 : 후두골
상항선 하방

소후두직근 ─── 상두사근

대후두직근 ─── 하두사근

제2경추

기시점 : 제1경추 후궁, 제2경추 극돌기

그림 4-5   후두하근

---

❸ 후두골과 관련 있는 근육의 기능

후두하근

후두하근(suboccipital muscle)은 후두골 상항선 제1경추와 제2경추 사이에 있는 대후두직근, 소후두직근, 상두사근, 하두사근이다. 자세 유지근의 역할을 하고, 승모근과 두반극근 심부에 자리한다. 대후두직근과 소후두직근은 제2경추 극돌기와 제1경추 후궁에서 기시하고, 후두골 상항선 하방에 정지한다. 머리의 신전, 굴곡, 회선(대후두직근) 운동을 하며, 두개골과 제1경추에 연결된 근육은 흔들림과 기울기에 작용한다. 상두사근은 제1경추 횡돌기에서 기시하고 후두골 상항선 하방에 정지하며, 머리의 신전과 회선 운동을 담당한다. 하두사근은 제2경추 극돌기에서 기시하고 제1경추 횡돌기에서 정지하며, 축추에 의해 두개골과 환추의 회선 운동을 한다. 경락은 담경과 방광경이 관계한다.

이 근육에 문제가 발생하면 두통, 머리와 목의 굴곡과 측굴, 회전에 제한을 받는다. 특히 두직근의 경직으로 발생하는 거북목증후군(turtle neck syndrome)에서 아주 중요하게 다뤄야 할 근육이다. 후두골과 환추, 축추를 지나는 추골동맥이 흐르고, 중추신경계의 일종으로 제5경추 신경부터 제1흉추 신경이 모여 있다. 이들 신경은 상지의 감각과 운동을 지배하는 상완 신경총이 내려오는 곳이기도 하다. 두직근은 후두와 경막(뇌와 척수를 싸는 수막 중에서 바깥쪽의 두껍고 튼튼한 막)을 연결하는 근육으로, 뇌척수액 흐름과 뇌압을 조절하고 흥분된 교감신경을 가라앉혀 스트레스나 불면증에 효과적인 근육이다. 두개천골계는 수막이라고 부르는 3층(경막, 지주막, 연막) 근막 조직으로 구성된다. 그 사이에 뇌척수액이 흐르고, 뇌척수액의 출입

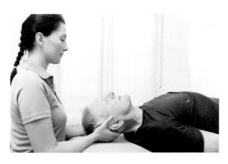

그림 4-6   두개천골요법

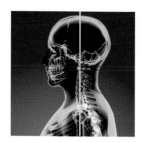
① 정상적인 두개골(후두골)과 경추의 관계

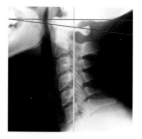
② 두개골(후두골)과 일자목의 관계

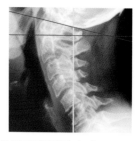
③ 두개골(후두골)과 거북목의 관계

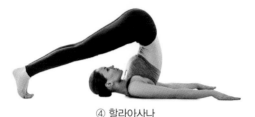
④ 할라아사나

그림 4-7　후두골과 경추의 관계

을 통제하는 근막 내부 구조다. 두개천골 조직이 신체에 긍정의 에너지를 미치는 까닭은 뇌하수체와 송과체, 뇌와 척수를 둘러싸고 신경계를 통제하기 때문이다.

　두개골과 환추의 좌우 간격에 문제가 발생하면 두통과 함께 어깨의 통증으로 발전한다(그림 4-7 ①~③). 이 경우 할라아사나가 도움이 된다(그림 4-7 ④). 두직근과 연관된 치유비니요가 자세는 비파리타카라니(viparita karani)다. 이 부분에 대한 내용은 7장 치유비니요가(거북목증후군의 평가, 178쪽)에서 상세히 다룰 것이다.

판상근

판상근(splenius)은 두판상근과 경판상근으로 구성된 근육이다. 두판상근은 하부 경인대

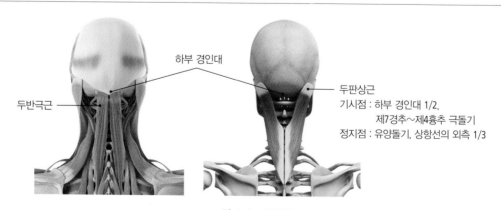

하부 경인대

두반극근

두판상근
기시점: 하부 경인대 1/2,
　　　　제7경추~제4흉추 극돌기
정지점: 유양돌기, 상항선의 외측 1/3

그림 4-8　판상근

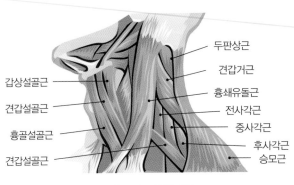

그림 4-9 목의 근육

1/2, 제7경추~제4흉추 극돌기에서 기시해 유양돌기와 상항선의 외측 1/3 지점에 정지한다. 머리의 신전과 회전, 목을 같은 쪽으로 측굴 운동한다. 경판상근은 제3~6흉추 극돌기에서 기시해 제1~3경추 횡돌기에 정지하며, 작용은 두판상근과 동일하다. 경락은 담경이 관계한다. 치유비니요가는 판상근보다 심부 근육인 두직근에 관심이 많다. 감각신경과 추골동맥 등 많은 신경이 지나고, 척수액과 깊은 연관성이 있기 때문이다.

후경부의 근육은 바깥부터 승모근, 판상근, 반극근(두반극근, 경반극근), 두직근과 다열근, 회전근까지 4층으로 구성되며, 각 근육의 근섬유는 결의 방향이 다양하다. 4층은 승모근, 3층은 판상근, 2층은 두반극근과 경반극근, 1층은 두직근과 다열근, 회전근이다. 두반극근은 일차적으로 머리의 움직임(신전)에 관여하고, 심부 근육은 척추의 안정과 같은 쪽으로 약간 측굴에 관여한다. 경판상근은 목의 신전, 반대쪽 회전, 경추 움직임의 지지대 역할을 담당한다. 다열근과 회전근은 양쪽 수축 시 척추의 신전에 작용하고, 한쪽 수축 시 척추의 반대쪽 회전에 작용한다. 다열근은 척추의 측굴에도 관여한다.

후경부(posterior cervical)를 구성하는 근육에 긴장으로 불균형이 발생하면 후두골과 어

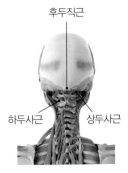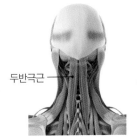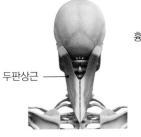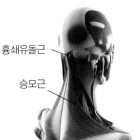

그림 4-10 후경부 근육

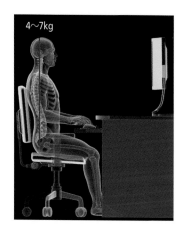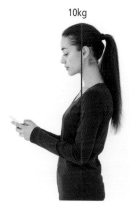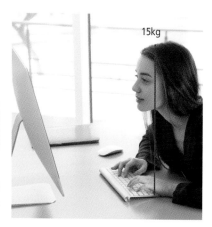

그림 4-11   머리 무게의 변화

깨의 고유한 공간이 파괴되어 후두골과 환추, 경추의 추체와 추체 사이 공간이 무너져 신경과 혈관에 영향을 미치고 통증을 유발한다(흉쇄유돌근 관여). 머리 무게는 볼링공 무게와 비슷하다. 그림 4-11에 나타나듯이 후경부의 변화는 신체 구조의 불균형을 초래한다.

❹ 경추, 견갑골, 쇄골과 관련된 골격의 표면적 특징과 이름

추골의 종류는 영문 대문자로 표시하고, 뒤에 있는 숫자는 그 위치를 나타낸다. 예를 들어 C1은 제1경추다. 척추마다 형태가 다양하다. 추골의 기능을 이해하고, 주요 기능과 관련된 구조를 중심으로 학습하는 것이 바람직하다.

경추

경추(cervical vertebra)는 후두골 아래부터 흉추 사이에 놓여 목의 기둥을 이루며, 7개 추골이 있다. 제1경추(환추atlas)는 그리스신화에서 하늘을 두 어깨로 떠받치는 거인을 의미하며, 고리 모양이다. 후두골과 환추는 머리를 앞뒤로 움직이는 데 관여하지만, 좌우로 돌리는 운동은 일어나지 않는다. 제2경추(축추axis)는 머리를 좌우로 돌리는 운동을 한다. 환추와 축추 사이에는 디스크가 없고, 치돌기가 그 역할을 한다. 제7경추는 극돌기가 가장 길어, 목 뒤 아랫부분에서 잘 만져진다.

경추의 횡돌기, 극돌기, 후궁, 후결절, 환추, 축추, 대추(융추), 상관절와, 치돌기, 추골동맥구의 위치를 정확히 이해해야 한다(그림 4-12, 4-13). 신체 구조 불균형에서 근육과 관절 가동 범위 기능을 평가할 때 기준이 되기 때문이다.

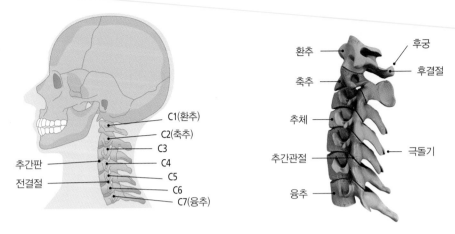

그림 4-12 경추의 외측

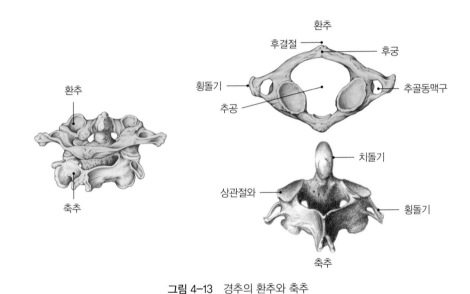

그림 4-13 경추의 환추와 축추

견갑골

견갑골(scapula)은 근육과 힘줄, 인대가 부착되는 부위로, 표면 표시가 많고 넓은 삼각형이다. 견갑골과 상완골, 쇄골의 움직임에 따라 통증은 팔과 어깨, 머리까지 전이된다. 견갑골의 위치에 따라 신체 구조의 변화가 일어나므로, 균형과 안정성이 필요한 부위다.

특히 요가에서 팔을 활용해 몸을 드는 동작이 많다. 이때 상해 없이 동작을 수행하려면 어깨의 안정성이 절실하다. 능형근과 전거근, 삼각근이 강화·활성화돼야 한다. 그림 4-14에서 보이는 표지점과 위치는 반드시 숙지한다.

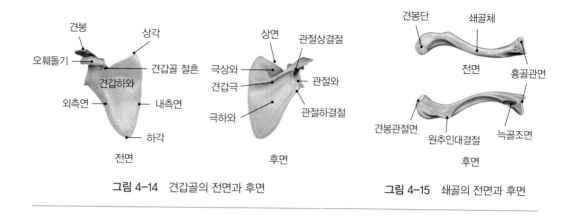

그림 4-14 견갑골의 전면과 후면

그림 4-15 쇄골의 전면과 후면

쇄골

쇄골(clavicle)은 인체에서 가장 먼저 골화(ossification)가 진행되는 'S 자형' 장골로, 흉골과 견갑골을 연결하는 역할을 한다. 체표면에 돌출돼 외부의 가벼운 충격에도 골절되기 쉽다. 쇄골은 팔의 충격을 완화하고 어깨를 고정하기 때문에, 쇄골을 다치면 팔을 90° 이상 들 수 없다.

❺ 경추, 견갑골, 쇄골과 관련 있는 근육의 기능

흉쇄유돌근

흉쇄유돌근(sternocleidomastoid muscle)은 흉골 전면 흉골지(sternal division)와 쇄골 내측 1/3 지점 쇄골지(clavicular division)에서 기시하며, 유양돌기(mastoid process)에 정지해 부착된다. 한쪽이 수축하면 목 쪽으로 측굴 해 귀가 어깨에 거의 닿도록 하고, 얼굴은 반대쪽으로 회전한다. 양쪽이 동시에 작용하면 승모근이 길항근으로 작용해 목을 굴곡한다.

흉쇄유돌근 한쪽이 긴장하면 목과 어깨에 영향을 미친다. 고개는 단축된 방향으로 기울고, 얼굴이 반대쪽으로 회전하며 어깨가 한쪽으로 기운다. 즉 뒤에서 보면 흔히 양어깨 높이가 비대칭이다. 이런 경우 하지의 장족과 단족이 발생한다. 원인은 경추의 문제, 골반의 변위, 무릎 내측 반월상연골에 대한 압박이다. 흉쇄유돌근의 도수근력검사(manual muscle test, MMT)는 저항 운동으로 할 수 있으며, 중력중심선의 턱과 흉골 일직선으로 불균형을 평가할 수 있다. 이 근육과 관련이 깊은 체형은 일자목과 거북목이다. 경락은 담경, 삼초경, 소장경, 대장경이 관계한다.

우측 흉쇄유돌근의 단축 예(그림 4-17)를 보면 머리가 우측으로 측굴 되고, 얼굴이 좌측으로 돌아가면서 약간 상방을 향한다. 좌측 흉쇄유돌근은 근육이 길어지는 신장성 수

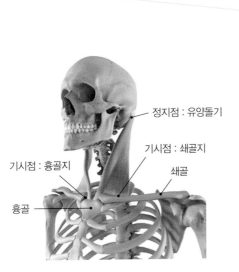

그림 4-16 흉쇄유돌근

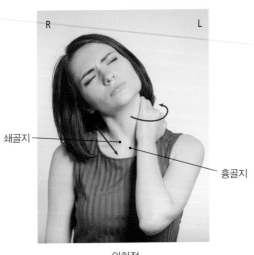

외회전

그림 4-17 우측 흉쇄유돌근의 단축 예

축이 일어난다. 우측 쇄골지 부착지가 두드러지면서 단축성 수축 현상이 나타난다(그림 4-17). 고개를 외회전 시 어느 한쪽이 단축되면 고개가 끝까지 안 돌아가면서 어깨가 따라 돌아간다. 이런 현상은 주동근과 길항근의 관계, 단축과 신장의 불균형으로 골격 구조의 이상을 초래해 두통과 다양한 통증이 유발될 수 있다. 현기증이 나고 균형 감각에 이상이 오면 쇄골지의 문제로, 롬베르그검사(Romberg's test)가 필요하다. 흉골지 이상은 눈의 자율신경계와 연관성이 있다(시력 감퇴).

하타 · 치유비니요가에서 브륵샤아사나(vrksasana, 나무 자세)와 아르다찬드라아사나(ardha chandrasana, 반달 자세), 비라바드라아사나(virabhadrasana, 전사 자세) 등이 균형 감각을 회복하는 데 도움이 된다. 균형 감각이 떨어지면 롬베르그검사를 통해 세 가지 감각기능을 파악한 뒤 지도해야 한다. 그림 4-18은 롬베르그검사에 대한 설명이다.

양발을 모으고 선 채로 눈을 뜰 때와 감았을 때를 비교한다.

- 양발을 모으고 선 채로 눈을 떴다가 감는다.
- 정상적인 경우 눈을 뜨거나 감거나 넘어지지 않는다.
- 소뇌에 이상이 있으면 눈을 뜨거나 감거나 기능이 저하된 쪽으로 넘어진다.
- 위치감각에 이상이 있을 경우, 눈을 뜨면 제대로 서나 눈을 감으면 넘어진다.

우리 몸은 시각, 전정기관, 고유수용기 감각을 사용해 균형을 유지한다. 보통 사람들은 눈을 감아도 균형을 잘 유지한다. 즉 세 가지 감각이 다 필요하지 않고, 두 가지 감각으로도 균형을 유지할 수 있다. 눈을 감았을 때 균형 유지가 어렵다면, 전정기관이나 고유수용기 감각에 이상이 있는 것이다. 반대로 눈을 뜨거나 감거나 균형 유지가 어렵다

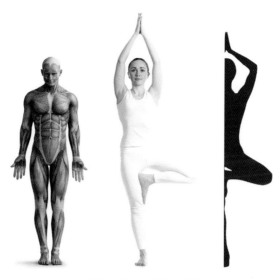

그림 4-18　롬베르그검사

면, 감각 정보를 걸러주고 조절하는 소뇌에 이상이 생긴 소뇌성 실조증을 의심해볼 수 있다.

　인체의 균형 감각은 눈, 내이의 전정기관, 발바닥에서 상행하는 고유수용기 감각으로 유지된다. 눈과 전정기관은 삼차원적인 지남력(자신과 외부의 연관성을 아는 능력)을, 고유수용기 감각은 체간의 평형감각을 담당한다.

　그러나 머리와 체간의 균형 관계는 목의 근육, 특히 흉쇄유돌근과 승모근의 긴장도에 따라 통합된다. 두 근육이 긴장을 초래하면 머리와 체간의 균형 감각에 이상이 발생, 현

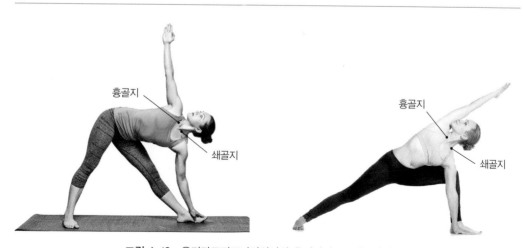

흉골지

쇄골지

흉골지

쇄골지

그림 4-19　우티타트리코나아사나와 우티타파르스바코나아사나

기증을 비롯해 다양한 증상이 나타날 수 있다. 이를 극복하기 위해 일차적으로 주동근과 길항근, 단축(강화)과 신장(약화)의 균형을 유지해야 한다. 여기서 깊은 통찰이 필요하다. 치유비니요가는 머리의 회전을 적용한다. 이 방법은 호흡을 이용한 이완, 우티타 트리코나아사나(utthita trikonasana, 삼각 자세) 등에 활용한다.

사각근

사각근(scalenus)은 전사각근, 중사각근, 후사각근, 소사각근으로 구성된다. 소사각근은 없는 사람도 있다. 경락은 소장경과 대장경이 관계한다. 사각근은 경추 횡돌기에서 기시해 제1늑골과 제2늑골에 정지한다. 경추를 측굴 하고 늑골을 고정하며, 제1늑골과 제2늑골을 위로 당겨 호흡 보조 근육으로 작용한다. 전사각근과 중사각근 사이로 상완 신경총이 지나간다.

구조상 상완 신경총, 쇄골하정맥, 림프관 등이 압박돼 흉곽출구증후군(thoracic outlet syndrome)이 나타나기도 한다. 상완 신경총은 제1늑골 위를 돌아 흉곽에서 벗어날 때 압박돼 척골신경의 지배 영역을 중심으로 어깨와 팔의 통증, 손이 마비되는 느낌이나 저리는 현상이 가장 많이 나타난다. 밤에 통증이 더 심해지고 수면에 방해 받기도 한다. 누운 자세에서는 흉곽이 목 쪽으로 올라가 사각근이 단축되기 때문인데, 베개로 등을 받쳐 상체를 높이거나 흉곽이 올라가지 않는 자세를 취하면 해결된다.

사각근에 의한 흉곽출구증후군은 상완 신경총과 쇄골하정맥이 전사각근과 중사각근 사이 흉곽 출구로 나온다. 사각근이 통증으로 긴장돼 짧아지면 주위의 신경과 혈관을 눌러서 상완 신경총, 쇄골하정맥, 림프관 등이 압박되는 증상이다. 중사각근이 긴장되

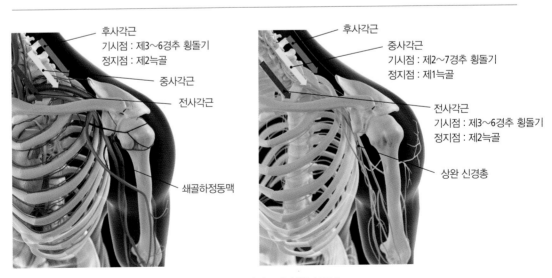

후사각근
기시점 : 제3~6경추 횡돌기
정지점 : 제2늑골

중사각근

전사각근

쇄골하정동맥

후사각근

중사각근
기시점 : 제2~7경추 횡돌기
정지점 : 제1늑골

전사각근
기시점 : 제3~6경추 횡돌기
정지점 : 제2늑골

상완 신경총

그림 4-20 사각근과 상완 신경총

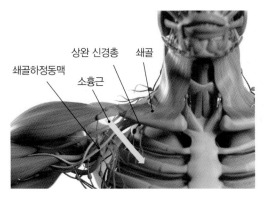

그림 4-21 흉곽출구증후군

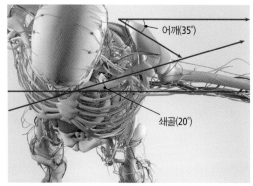

그림 4-22 견갑골, 상완골, 쇄골의 각도

면 주로 상완 신경총에 영향을 미치고, 전사각근이 긴장되면 쇄골하정맥과 림프관을 압박한다. 척골신경 영역을 중심으로 손이 마비되거나 저린 느낌, 부종이 나타나거나 감각 저하가 올 수 있다(그림 4-21).

팔의 해부학적 자세로 관찰할 때, 쇄골 장축은 수평면의 약간 위쪽과 관상면 약 20°를 향한다. 쇄골 내측단은 흉골과 맞닿고 제1늑골에 얹힌 구조이며, 외측단은 견갑골의 견봉과 맞닿는 구조다. 견갑골은 뒤와 각도가 35° 차이 나는 구조이며, 상완골은 정면에서 후방으로 30° 차이 나는 구조다.

요가 수련에서 가장 많이 사용되는 것이 수리야-나마스카라다. 요가 아사나에 대한 기본 원리가 내재된 12개(혹은 9개나 17개) 자세로 구성한 연속 동작이다. 어깨의 안정성이 담보됐을 때 동작의 흐름과 부드러운 호흡(반다)으로 상해 없이 즐겁게 할 수 있으

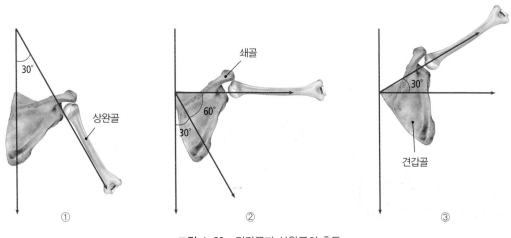

그림 4-23 견갑골과 상완골의 충돌

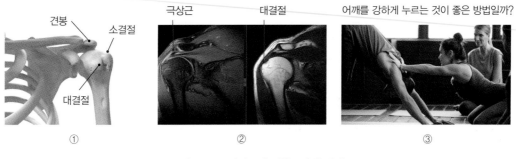

見봉
소결절
대결절
①

극상근
대결절
②

어깨를 강하게 누르는 것이 좋은 방법일까?
③

그림 4-24   견갑골과 상완골의 움직임

나, 그렇지 않은 경우 손목과 팔꿈치, 어깨로 전이돼 두통이 나고 스트레스로 요가와 멀어지는 경향이 있다. 요가 지도자는 이 점을 숙지해야 한다.

그림 4-23에서 ①은 극상근의 수축으로 상완골이 움직이며, 견갑골은 움직이지 않는다. ②는 중삼각근의 수축으로 상완골이 0~90°를 이루며, 견갑골은 60° 움직인다. ③은 전거근의 수축으로 견갑골이 90~150°로 돌면서 안정을 확보한다. 마지막으로 180° 부근에 접근할 때 대흉근과 오훼완근이 당기는 작업으로 견갑골 하각은 체간 중심으로 이동해, 상완의 외전이나 굴곡 동작이 완성된다.

우르드바하스타아사나(urdhva hastasana)에 견갑골과 상완골이 움직이는 원리를 적용, 수정·보완할 수 있다(그림 4-25). 팔을 외전 혹은 굴곡 할 때 어깨에 통증이 있거나 부딪히는 소리가 나면, 견갑골과 상완골이 움직이는 각도를 체크해야 한다. 방치하고 잘못된 관절의 길로 계속 수련하면 어깨충돌증후군(impingement syndrome)이 나타나 극상근의 염증과 파열, 통증이 발생할 가능성이 높다(그림 4-24).

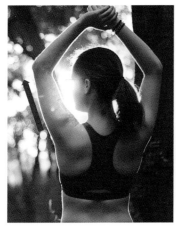
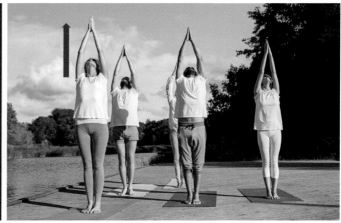

그림 4-25   견갑골과 상완골의 움직임, 우르드바하스타아사나

회전근개(rotator cuff) 상완골두(humeral head, 횡로橫路) 양상의 연구에 따르면, 상부 회전근개는 전방이나 후방 회전근개보다 먼 거리를 우회 각도와 높이로 지난다. 반면 전방이나 후방 회전근개는 상부 회전근개의 1/2에 해당하는 거리를 거의 직선으로 지난다. 이 결과 상부 회전근개가 전방이나 후방 회전근개보다 파열되기 쉬운 내재적 요인이 있어, 관절을 지나는 회전근개의 횡로 차이가 회전근개의 파열 빈도에 영향을 미친다고 보고했다(우제호, 2004).

그림 4-24 ①은 수평 외전 시, 견갑골의 견봉과 상완골두(대결절, 소결절)의 간격이 거의 없이 부딪히는 모습이다. 반면 ②는 팔의 외전 시 35°로 올리면, 견갑골의 견봉과 상완골두의 공간이 만들어져 충돌 현상을 예방할 수 있음을 보여준다. 위 논문의 결과를 토대로 보면 극상근의 긴장도가 높고, 어깨충돌증후군과 함께 일어나면 회전근개의 염증과 파열로 통증이 발생할 확률이 높다고 가정할 수 있다.

견갑거근

견갑거근(levator scapulae)은 제1~4경추 횡돌기에서 기시해 견갑골 극상와의 상부 내측에 정지하는 띠 모양 근육이다. 견갑골의 거상(어깨 으쓱 동작), 견갑골 고정 시 경부를 고정된 쪽으로 측굴 하고 하방 회전을 담당한다. 경락은 소장경, 삼초경, 방광경이 관계한다.

견갑대에서 승모근 다음으로 통증을 많이 호소하는 근육이다. 자고 난 뒤 갑자기 목이 결리거나 목 뒤가 뻐근할 때, 측면을 보기 위해 목을 돌릴 때, 목의 회전은 일어나지 않고 몸 전체를 돌리는 현상이 나타난다.

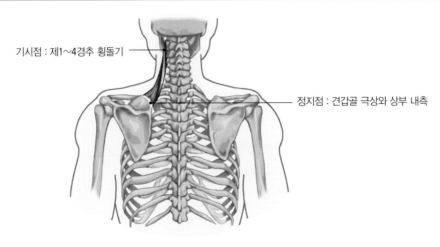

기시점 : 제1~4경추 횡돌기

정지점 : 견갑골 극상와 상부 내측

그림 4-26   견갑거근

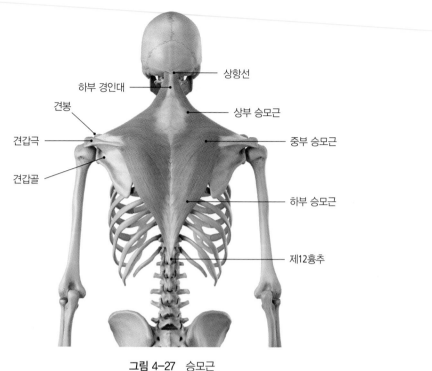

그림 4-27 승모근

승모근

승모근(trapezius)은 후두골 상항선, 하부 경인대와 흉추, 견갑골 후면을 거쳐 다이아몬드형을 이루는 근육이며, 상부섬유와 중부섬유, 하부섬유로 구성된다. 상부섬유(upper fiber)는 후두골 상항선 내측 1/3 부분과 제1~5경추 극돌기에서 기시해 쇄골 외측 1/3 부분에서 정지한다. 움직임은 목의 측굴과 신전, 견갑골의 거상이다. 중부섬유(middle fiber)는 제6경추~제5흉추 극돌기에서 기시해 견봉과 견갑극의 상연에서 정지한다. 움직임은 견갑골 내전, 후인 기능을 한다. 하부섬유(lower fiber)는 제6~12흉추 극돌기에서 기시해 견갑극 내측에 정지한다. 움직임은 견갑골의 하강, 상방 회전을 보조한다. 경락은 담경, 대장경, 삼초경, 방광경, 소장경이 관계한다.

현대사회에는 근골격계 질환 가운데 허리 통증이 발생 빈도가 가장 높고, 목과 어깨 관련 통증이 그다음으로 자주 발생한다. 컴퓨터 작업, 바르지 못한 생활 습관, 잘못된 운동 등 특정 근육에 반복적으로 부하가 걸리는 일이나 직업과 관련이 있는 경우 문제가 발생한다. 목의 통증과 뻣뻣함, 근육수축 시 경결(硬結, 단단하게 굳음), 압통점(trigger point)이 있으며, 제한된 목의 측굴과 회전에 저리고 찌릿찌릿하고 둔감한 느낌이 있다.

특히 어깨나 목의 통증에 부수적으로 승모근에 걸친 압통이 발생하는데, 이를 긴장성

목증후군이라고 한다. 뼈 사이에 있는 연골과 근육 등이 신경을 압박하거나 외상이 원인이다. 좀 더 살펴보면 견관절의 정상적인 움직임을 위해서는 흉쇄관절(sternoclavicular joint), 견쇄관절(acromioclavicular joint), 관절와상완관절(glenohumeral joint), 견흉관절(scapulothoracic joint)의 바른 운동과 정교한 조화가 필요하다. 특히 견갑상완 리듬(scapulohumeral rhythm)은 견관절 상승 시 매우 중요하며, 견관절 동작에서 견흉관절 동작의 비율(견갑상완 리듬)이 2:1이라고 보고했다(Inman et al., 1944, 그림 4-23).

팔을 외전 정상 가동 범위로 올리는 동안 견갑골 상방 회전이 1° 발생할 때마다 관절와상완관절에서 약 2° 움직임을 관찰했다. 이런 견관절 복합체(shoulder complex)의 동적 조절은 상지의 정상적 · 효율적 기능을 위해 필수적이다. 상방 회전을 위한 견갑골 안정화에 필요한 협동근은 상부 승모근, 하부 승모근, 전거근이다. 이들은 견갑골 안정성에서 중심 역할을 하며, 상완골에 대한 견갑골의 조화로운 움직임에 기여한다(Burkhart, Morgan, and Kibler, 2000; Depalma, and Johnson, 2003; Ekstrom et al., 2005).

하부 승모근이 약화되거나 신장됐을 때, 견갑골 상방 회전이 동반되는 견관절 상승은 상부 승모근에 지나친 활성화를 유발한다. 물체를 반복적으로 들어 올리는 일, 고정된 상태에서 반복하는 단순한 업무는 승모근에 만성적인 근육통을 유발하는 원인이 될 수 있다.

만성 근육통을 극복하는 방법은 알아차림 기능을 활성화하는 것으로, 치유비니요가는 상부 승모근을 억제하고 하부 승모근을 활성화하는 자세를 적용한다. 어깨 통증이 있고 상부 승모근이 경직되면 전거근도 경직된다. 이 근육을 이완 · 억제하고 하부 승모근을 강화하는 동작이 많은 도움이 될 것이다. 다양한 요가 프로그램에 사용되는 자세를 살펴보면 어깨의 상방 회전을 적용한 아사나가 많다. 치유비니요가는 견갑상완 리듬과 상완골두의 각도, 견갑골의 각도, 어깨충돌증후군 등을 평가한 뒤 적용한다(사각근 참고).

⑥ 흉추, 흉곽, 상완골과 관련된 골격의 표면적 특징과 이름

흉추

흉추(thoracic vertebra)는 12개 뼈로 구성되며, 경추보다 크다. 극돌기가 길고 가늘며, 아래를 향한다. 이는 체간의 신전(후굴) 기능과 관련 있다. 즉 제10~12흉추는 요추의 극돌기와 흡사하며, 내려갈수록 작고, 횡돌기도 작아진다. 이는 측굴 기능에서 중심점으로 작용한다. 흉추는 늑골과 맞닿으며, 이 부위와 구조는 조금씩 다르다.

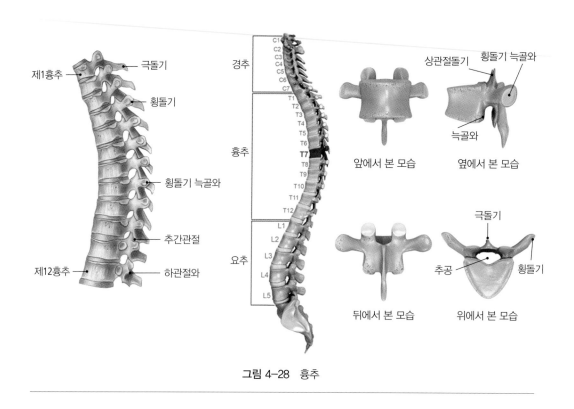

제1흉추 — 극돌기

횡돌기

횡돌기 늑골와

추간관절

제12흉추 — 하관절와

경추

흉추

요추

상관절돌기 — 횡돌기 늑골와

늑골와

앞에서 본 모습 옆에서 본 모습

극돌기

추공 횡돌기

뒤에서 본 모습 위에서 본 모습

그림 4-28 흉추

흉곽

흉곽(thoracic skeleton, 가슴우리)은 흉추와 늑골, 흉골로 구성되고, 맞닿는 구조다. 흉곽은 위는 좁고 아래는 넓고 평평하다. 심장과 폐를 보호하고, 호흡과 관련된 근육이나 척추를 지지하는 근육, 상지의 움직임에 관여한다. 늑골은 12개 뼈로 구성되고, 흉골과 맞닿는 제1~7늑골을 진성늑골이라 한다. 흉골과 맞닿지 않고 제7늑골에 의지해 붙은 제8~10늑골은 가성늑골이다. 마지막으로 부유늑골(제11~12늑골)은 제11~12흉추 횡돌기와 맞닿는다(그림 4-29).

가성늑골은 요가의 우짜이호흡과 밀접한 연관성이 있다. 흉곽이 외늑간근과 늑연골에 의해 확장되면 횡격막의 수축으로 흉강이 넓어져, 기압 차이로 외부의 숨이 유입되는 과정에 관여한다. 흉곽과 호흡의 생리적 현상을 살펴보자. 먼저 들숨은 횡격막이 수축할 때 그 힘에 의해 복부의 내장은 전방 하부로, 늑골은 바깥쪽으로 이동한다. 이 결과 흉막내압이 감소하고(754mmHg) 폐가 확장하면, 폐 내 압력은 대기압 이하로 떨어져(758mmHg) 외부 공기가 폐로 들어온다. 날숨은 복직근과 내복사근이 수축하면 횡격막은 위쪽으로 밀어 올리고, 늑골은 하방 내부로 당겨진다. 이 결과 폐 내 압력이 증가하고(763mmHg) 날숨이 발생한다(그림 4-30).

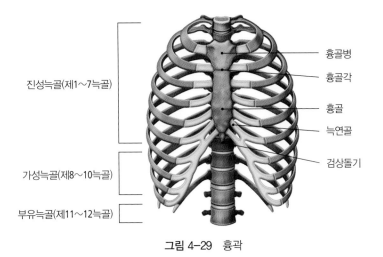

그림 4-29 흉곽

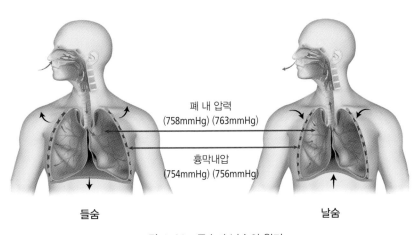

들숨

날숨

폐 내 압력
(758mmHg) (763mmHg)

흉막내압
(754mmHg) (756mmHg)

그림 4-30 들숨과 날숨의 원리

상완골

상완골(humerus)은 견갑골과 견관절(관절와
상완관절)을 형성한다. 상완골두는 몸통과 경
사각이 30°다. 상완골두는 극상근, 극하근,
소원근, 견갑하근에 매달린 구조다. 이 네
가지 근육은 견관절의 회전운동과 안정성을
유지한다. 이중 하나 혹은 그 이상이 파열되
면 팔과 어깨에 통증을 유발하는 회전근개
파열이다. 견관절에서 발생하는 만성 통증이
가장 흔한 원인이다.

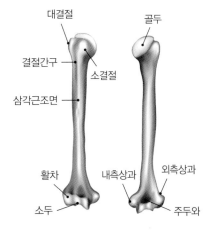

그림 4-31 상완골

❼ 흉추, 흉곽, 상완골과 관련 있는 근육의 기능

극상근

극상근(supraspinatus muscle)은 극상와(fossa supraspinata)에서 기시해 상완골 대결절(greater tubercle)에 정지해 부착되는 근육이다. 견관절의 외전을 담당하며, 경락은 소장경이 관계한다. 극상근은 어깨충돌증후군의 회전근개 파열과 관련이 있다. 견관절이 노화하면서 견봉과 상완골두의 간격이 좁아져 부딪히며 염증과 통증이 생긴다. 특히 밤에 통증이 심하다(사각근 참고). 어깨와 관련된 통증은 근막동통증후군(myofascial pain syndrome), 흉곽출구증후군, 회전근개건염, 어깨충돌증후군이다. 근육의 경직과 지나친 어깨 사용(반복 작업), 잘못된 자세에서 움직임이 공통적인 원인이다.

　근막동통증후군은 목과 어깨 주변에 통증이 있고, 흉곽출구증후군은 어깨와 팔, 가슴 통증과 함께 손이 저리다. 회전근개건염은 운동 후, 어깨충돌증후군은 팔을 머리 위로 들 때 통증이 있다.

　극상근의 파열 여부 검사는 피검자의 팔을 90° 정도 외전 시킨 뒤 팔을 천천히 내리게 한다(drop arm test). 극상근이 정상이면 팔을 천천히 내릴 수 있으나, 파열되면 팔이 몸쪽에서 급격히 떨어진다. 극상근이 상완골을 잡아야 하는데, 내전 되는 팔을 지탱할 수 없기 때문이다. 치유비니요가 수련 시 견갑골을 상방 회전할 때 나타나는 회전근개건염과 어깨충돌증후군에 대한 기전을 활용해야 한다.

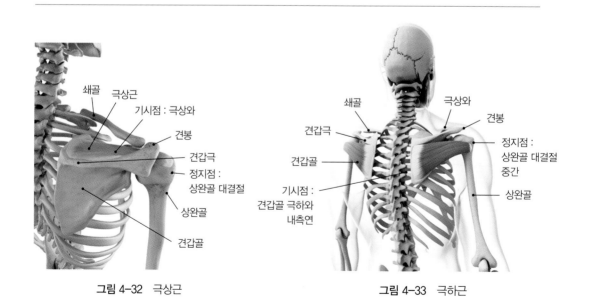

그림 4-32　극상근　　　　　　　　　　　　　그림 4-33　극하근

극하근

극하근(infraspinatus muscle)은 견갑골 극하와(infraspinatus fossa) 내측 3/4에서 기시해 상완골 대결절 중간에 정지해 부착되는 삼각형 근육이다. 상완골의 외회전을 담당하며, 견갑하근과 극상근, 소원근과 함께 회전근개를 구성해 상완골두를 견갑골의 관절와(glenoid cavity) 속에 고정한다. 경락은 소장경이 관계한다.

극하근 압통점에 따른 동작 제한 검사는 어깨의 외전과 외회전을 동시에 검사하는 방법이다. 목을 반대쪽으로 45° 회전한 상태에서 팔을 외전, 외회전 한 다음 머리 뒤로 손이 귀를 지나 입으로 가게 한다. 극하근은 외회전의 주동근이고, 견갑하근과 대원근은 길항근(내전, 내회전)으로 작용한다. 주동근의 통증이나 길항근의 단축이 동작 제한을 유발해 목 뒤까지 도달하지 못하면 길항근인 대원근과 견갑하근의 단축으로 가동 범위가 제한된 경우다.

극하근 근력 검사(상완 외회전근의 근력 검사)는 피검자가 앉아 상완을 중립 상태에서 팔꿈치를 90°로 굴곡 한다. 검사자는 견갑골이 잘 고정됐는지 확인하고, 전완을 지렛대 삼아 상완골을 내회전 시키는 방향으로 힘을 주면서 피검자에게 저항하도록 한다. 견갑골의 고정이 약하면 극하근의 근력이 정상인데도 약한 것으로 판단될 수 있다. 상완골과 견갑골을 중심으로 구성된 근육은 어깨의 안정화에 지대한 영향을 미친다. 치유비니요가 수련 시 어깨의 안정성과 관련되는 자세와 동작에 주의해야 한다.

극하근의 단축 확인 검사는 피검자 손등을 뒤로 올리게 하고, 상완의 내전과 내회전 가동 범위 제한을 검사하는 방법이다. 손이 반대쪽 견갑극 높이까지 닿아야 정상이다. 내전과 내회전의 주동근인 견갑하근과 대원근 근력이 정상이고, 길항근인 상완 외전(극상근, 삼각근, 이두근)과 외회전(극하근, 소원근, 후삼각근)의 단축이 없어야 이 동작이 가능하다. 운동 제한과 통증이 있는 경우, 극하근과 소원근의 단축을 의심해야 한다.

잠을 잘 때 반듯이 눕거나, 통증이 있는 쪽을 아래로 해서 옆으로 누우면 극하근이 체중에 눌려 통증이 심하다. 반대로 통증이 없는 쪽을 아래로 해서 누워 아픈 쪽 팔을 앞으로 두면 극하근이 당겨져 통증이 시작된다. 극하근에 통증이 있으면 누워서 자지 못하고, 베개를 높이 뒤 견갑골이 바닥에 닿지 않게 하거나 의자에 앉아 상체를 세워야 편안히 잘 수 있다. 통증이 심하면 손을 바지 뒷주머니에 넣기, 상의나 브래지어 입고 벗기, 등을 긁기도 어렵다. 일상생활 체력에 영향을 주는 노년에 많이 나타난다.

극하근의 단축은 상완골 외전 상태에서 오랜 시간 작업할 때(컴퓨터) 극하근에 통증을 유발한다. 어깨 통증은 매우 흔한 증상으로, 중년 이후 환자가 어깨 통증을 호소하면 흔히 오십견(五十肩)이라는 다소 막연한 진단을 붙인다. 어깨 통증은 일반적으로 알려진 것과 달리 관절이나 관절 주위 조직의 이상보다 견갑대 근육의 근막동통증후군에 따른 경우가 많다. 대부분 극상근, 극하근, 견갑거근의 이상과 관련이 있다. 치유비니요가는 어깨의 안정성을 유지하고 굴곡, 신전, 외전, 내전, 내회전, 외회전의 관절 방향을 기억

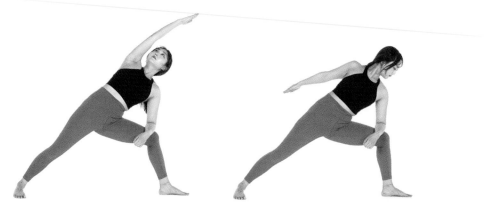

견갑골의 상방 회전   견갑골의 하방 회전

그림 4-34　우티타파르스바코나아사나

할 수 있도록 바른 패턴을 만드는 것을 돕는다(그림 4-34).

소원근

소원근(teres minor muscle)은 견갑골 외측연 상부에서 기시해 상완골 대결절 가장 아랫부분에 정지하며, 삼각근에 완전히 가려진 가늘고 긴 근육이다. 극하근과 대원근 사이에 있어 대원근과 상완삼두근의 장두에 의해 분리된다. 상완골두를 견갑골의 관절와 속에 고정하고, 견관절의 신전과 외전, 외회전을 담당한다. 관계하는 경락은 없다.

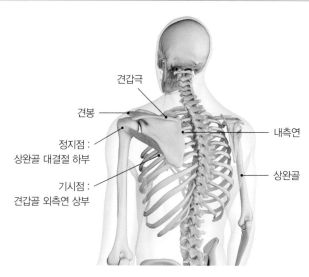

견갑극

견봉

정지점 :
상완골 대결절 하부

기시점 :
견갑골 외측연 상부

내측연

상완골

그림 4-35　소원근

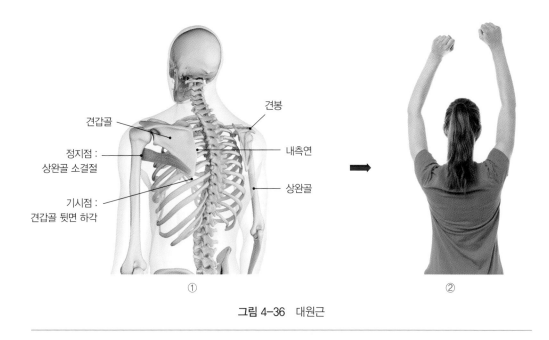

그림 4-36　대원근

대원근

대원근(teres major muscle)은 견갑골 뒷면 하각에서 기시해 광배근의 건과 상완골 소결절 능선에 정지하며, 두꺼운 원통형 근육이다. 상완골을 앞으로 돌아 소결절 능선에 붙는 정지점을 주의해서 봐야 한다. 극하근과 소원근은 바로 상완골 대결절에 붙지만, 대원근은 상완골 앞에 있는 소결절에 정지한다. 그래서 극하근과 소원근은 외회전 하지만, 대원근은 내회전 한다. 상완골두를 견갑골의 관절와 속에 고정하고, 견관절의 내전과 신전, 내회전을 담당한다. 관계하는 경락은 없다.

　그림 4-36 ②는 상완삼두근 검사 방법이다. 협동근인 광배근, 대원근, 소원근과 함께 팔의 내전근, 신근으로 작용한다. 내전근에 단축 현상이 일어나면 팔꿈치를 펴고 팔을 외전 해서 같은 쪽 귀에 붙이게 했을 때, 상지를 완전히 외전 하기 힘들다.

　치유비니요가에서 견갑골의 상방 회전과 하방 회전에 주의하는 이유가 다양하다. 흔히 우르드바하스타아사나를 할 때 다양한 움직임이 나타난다. 동작의 패턴과 움직임을 관찰하면 근육의 불균형과 관절의 기능을 파악할 수 있다. 이를 바탕으로 치유비니요가에 적용한다.

견갑하근

견갑하근(subscapular muscle)은 견갑하와에서 기시해 상완골 소결절에 정지하며, 두꺼운 삼각형 근육이다. 견관절의 내회전과 내전을 담당하며, 상완골두를 견갑골의 관절와 속

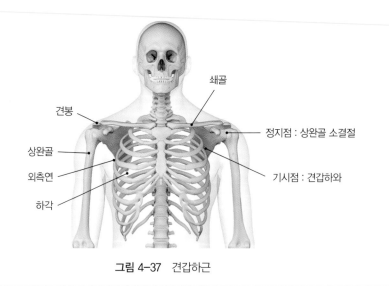

그림 4-37   견갑하근

에 고정한다. 극상근, 극하근, 소원근과 함께 견관절의 회전근개를 구성한다. 관계하는
경락은 없다. 어깨의 통증과 가동성에 문제가 있다면 견갑하근을 살펴봐야 한다.

광배근

광배근(latissimus dorsi muscle)은 등 아래쪽에 넓은 부채꼴 근육이다. 제7~12흉추와 요추
전체의 극돌기에서 기시해 요추근막, 장골능(iliac crest), 제9~12늑골을 지나며, 대원근
과 협동근을 이뤄 상완골의 결절간구(intertubercular groove)에 정지한다. 견관절의 신전,
내전, 내회전을 담당한다. 상완골을 앞으로 돌아 결절간구의 내측연에 붙는 정지점을

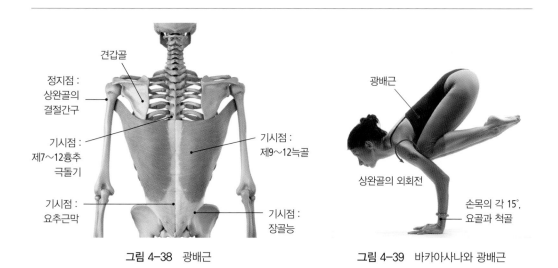

그림 4-38   광배근   그림 4-39   바카아사나와 광배근

주의 깊게 봐야 한다(그림 4-38). 극하근과 소원근은 바로 상완골 대결절에 붙지만, 광배근은 상완골 앞에 있는 결절간구에 정지한다. 그래서 극하근과 소원근은 외회전 하지만, 광배근은 대원근과 함께 내회전 한다. 관계하는 경락은 없다.

바카아사나(vakasana) 수행 시 광배근의 기능이 활성화돼야 한다. 상완골(종지부)과 손바닥을 고정한 뒤 손목은 15° 정도로 외전 하고, 상완골은 약간 외회전 해서 광배근을 신장성 상태로 만들면(그림 4-39), 골반과 척추의 안정화(반다 작용)로 바카아사나를 상해 없이 수행하는 데 도움이 될 것이다.

대흉근

대흉근(pectoralis major)은 가슴 부위를 덮는 큰 부채꼴 근육으로, 쇄골두와 흉골두, 늑골두로 구성된다. 쇄골두는 쇄골 내측 1/2 지점에서, 흉골두는 흉골 전면에서, 늑골두는 제2~7늑골에서 기시해 상완골 결절간구의 외측연에 정지한다. 견관절의 내전과 내회전을 담당하고, 경락은 심경과 위경, 비경이 관계한다. 대흉근이 단축되면 어깨를 전방으로 내민다. 대흉근 단축에 근육의 약화가 동반되면 둥근어깨 자세를 유발하는데, 머리는 내밀고 어깨는 둥글고 구부정하게 내린 자세로 뒤에서 보면 견갑골이 외전 된 모습이다.

대흉근의 근섬유 결에 따라 스트레칭 방법도 달라져야 한다. 먼저 해부학적 자세에서 팔을 외전, 주관절을 90° 굴곡 한 상태를 기준으로 한다. 쇄골지는 팔꿈치가 어깨보다 낮은 자세에서 움직여야 스트레칭이 효율적이다. 늑연골지는 팔꿈치가 어깨보다 높은 자세를 유지해야 한다. 마지막으로 흉골지는 팔꿈치가 어깨와 같은 높이에서 움직여

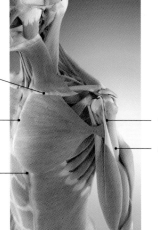

쇄골두
기시점 : 쇄골 내측 1/2

흉골두
기시점 : 흉골 전면

정지점 : 상완골의 결절간구

상완골

늑골두
기시점 : 제2~7늑골

그림 4-40 대흉근

야 효율적인 스트레칭이 가능하다.

치유비니요가는 대흉근의 세 가지 결을 스트레칭 할 수 있는 비라바드라아사나에 적용한다. 대흉근의 기본적인 근 길이 평가는 다음과 같다. 먼저 테이블에 누운 상태로 모서리 부분에 팔을 외전 시킨다. 이때 팔이 테이블 모서리에서 아래로 내려가지 않으면 짧아진 것으로 판단하고, 반대로 너무 많이 내려가면 근 길이가 지나치게 늘어나 힘이 없는 것으로 판단한다.

소흉근

소흉근(pectoralis minor)은 대흉근의 심부에 있는 길쭉한 삼각형 근육으로, 제3~5늑골에서 비스듬하게 내려가 기시해 견갑골 오훼돌기에 정지한다. 소흉근은 견갑골을 전방과 하방 내측으로 고정하고, 들숨을 보조한다. 소흉근의 불균형으로 상완의 굴곡과 외전 시 팔을 머리 위로 들어 올리는 운동을 제한한다. 단축된 소흉근은 견갑골을 전방으로 당기며, 둥근어깨 자세 평가에 사용되기도 한다. 누운 상태에 팔을 머리 위로 올렸다가 내릴 때 바닥에 닿을 수 있을 만큼 내려가지 않은 것을 관찰할 수 있다.

소흉근의 단축은 신경 혈관 압박 증상과 깊은 관련이 있다. 소흉근이 오훼돌기에 부착되는 지점 아래 액와동맥과 상완 신경총이 돌아 나가기 때문이다. 소흉근의 긴장도가 높아지면 제1늑골 위에서 구부러지는 제7~8경추 신경근의 이상 가능성이 높아진다.

전사각근이 소흉근과 비슷한데, 전사각근이 단축되면 제1늑골이 상승해 쇄골과 제1늑골 사이에서 쇄골하정맥이 압박돼 정맥 순환장애를 유발, 손이 붓고 뻣뻣해진다(그림 4-20, 그림 4-21). 신체 구조의 불균형 측면에서는 둥근어깨 자세를 만드는 주범으로 본

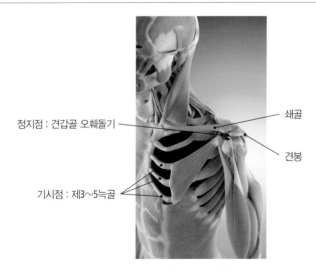

정지점 : 견갑골 오훼돌기
쇄골
견봉
기시점 : 제3~5늑골

그림 4-41 소흉근

다. 소흉근은 강한 들숨 시 2차적인 지지를 하는 근육으로, 소흉근이 약화되면 강한 들숨이 어려워진다. 경락은 비경이 관계한다.

대능형근과 소능형근

능형근은 승모근과 상후거근 사이에 위치하며, 대능형근(greater rhomboid muscle)과 소능형근(lesser rhomnboid muscle)으로 구성된 마름모꼴 근육이다. 대능형근은 제2~5흉추 극돌기에서 기시해 견갑골 내측연 하부에 정지하고, 소능형근은 제7경추~제1흉추 극돌기에서 기시해 견갑골 내측연 상부에 정지한다. 견갑골을 내측으로 당기고, 거상을 담당한다. 능형근의 약화는 둥근어깨 자세를 유발한다. 능형근, 극상근, 상완이두근이 어깨 동작 시 소리가 나는 것과 관련 있다. 이 소리는 보통 힘줄의 방향을 고정하는 것으로 판단된다. 다만 통증이 심하면 관절 연부 조직의 문제로 봐야 할 것이다. 경락은 방광경이 관계한다.

치유비니요가는 관절의 공간을 유지하도록 만들어주는 자세를 적용한다. 이는 개인의 신체 구조 불균형을 파악한 뒤 진행해야 한다. 능형근과 전거근은 짝힘 관계가 있다. 두 근육은 어깨의 안정화에 지대한 역할을 담당하기 때문에 강화가 필요하다. 방법은 차투랑가단다아사나의 반복적 수련이다. 팔을 신전한 상태에서 몸통을 이용해 능형근과 전거근을 강화하고, 팔의 힘을 같이 사용하고자 하면 차투랑가단다아사나를 행한다. 사용하는 기전을 이해하고 진행하면 상해 없이 목적을 달성할 수 있다.

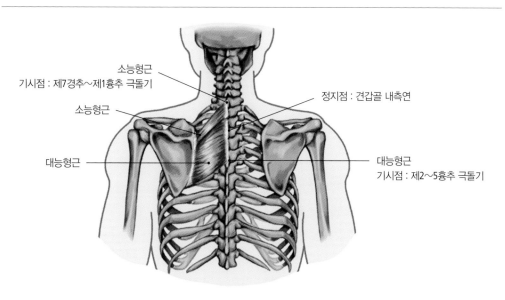

소능형근
기시점 : 제7경추~제1흉추 극돌기

소능형근

대능형근

정지점 : 견갑골 내측연

대능형근
기시점 : 제2~5흉추 극돌기

그림 4-42 대능형근과 소능형근

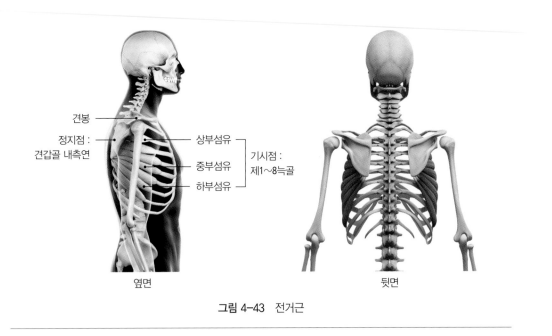

견봉
정지점 :
견갑골 내측연

상부섬유
중부섬유
하부섬유

기시점 :
제1~8늑골

옆면

뒷면

그림 4-43 전거근

전거근

전거근(serratus anterior)은 제1~8늑골 외측에서 톱니 모양으로 기시해 견갑골 내측연 앞면에 정지하는 근육이다. 견갑골을 앞으로 당겨 흉곽에 붙여 고정하고, 외전과 하강, 심호흡을 담당한다. 경락은 담경과 비경이 관계한다.

견갑골의 미끄럼 운동을 평가할 때, 하각의 움직임을 통해 전거근의 활성도를 알 수 있다. 즉 상완의 굴곡 시, 180°에서 견갑골 하각이 시상면 중심으로 늑골을 따라 미끄러져 위치가 중앙으로 변한다. 하지만 전거근의 기능이 떨어지면 미끄러짐이 일어나지 않아 굴곡이 180°를 만들지 못한다. 또 벽을 마주 보고 서서 양쪽 상완을 어깨높이로 들어 팔꿈치를 펴고 양쪽 손바닥을 벽에 댄 후, 힘껏 밀면서 흉곽이 뒤로 움직여 양쪽 견갑골이 외전 되게 한다. 전거근이 약화되면 흉곽이 뒤로 움직이지 않아 익상견갑(scapular winging)이 나타난다. 치유비니요가 차투랑가에서 관찰할 수 있다.

횡격막

횡격막(diaphragm)은 근육과 힘줄로 구성되며, 흉강과 복강을 나눈다. 제1~3요추(제7~12늑골연골), 검상돌기(xiphoid process)에서 기시해 중앙으로 뻗어 중심건(central tendon)에 정지한다. 중심건 중앙에는 심장막(pericardium)이 붙었다. 제8흉추 위치에 중심건이 있으며, 식도를 따라 미주신경은 횡격막을 지난다. 횡격막에는 정맥, 동맥, 식도가 통과한다. 횡격막은 호흡에 따라 수직, 좌우, 전후로 움직인다. 횡격막이 위아래로 움직이면 흉강의 수직 길이가 변한다. 횡격막은 근섬유가 수축할 때 내려가고, 이완될 때 올라간다. 따라서 흉강의 전후, 좌우 방향 크기 변화는 늑골의 움직임으로 일어난다.

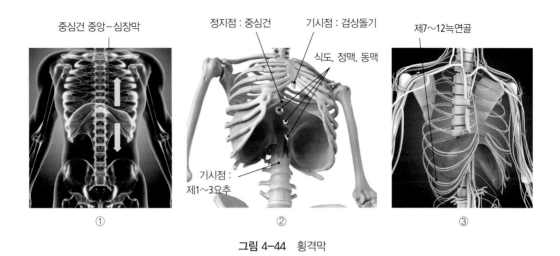

그림 4-44 횡격막

늘골은 척추, 흉골과 맞닿아 앞부분이 뒷부분보다 처졌기 때문에 늘골이 올라가면 흉골은 앞, 위로 움직인다. 반대로 늘골이 내려가면 흉골은 뒤, 아래로 움직인다. 늘골은 앞부분이 아래로 기울어졌다. 늘골 중간도 양쪽 끝부분보다 처친 구조로, 움직임이 일어난다.

삼각근

삼각근(deltoid muscle)은 두껍고 강한 역삼각형 근육으로, 전삼각근(anterior deltoid)과 중삼각근(middle deltoid), 후삼각근(posterior deltoid)으로 구성된다. 전삼각근은 쇄골 외측 1/3 지점, 중삼각근은 견봉돌기, 후삼각근은 견갑골극 외측에서 기시해 모두 삼각근조면(deltoid tuberosity)에 정지한다. 전삼각근은 상완의 강력한 굴근으로, 내회전을 담당한

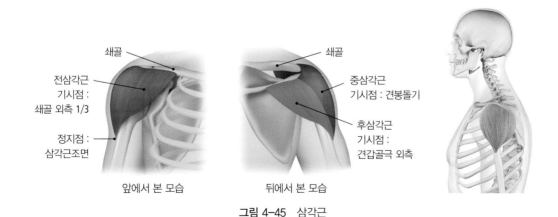

그림 4-45 삼각근

다. 중삼각근은 상완의 주된 외전근이며, 후삼각근은 강력한 신근으로 외회전을 담당한다. 경락은 삼초경이 관계한다.

삼각근의 기능이나 작용은 견갑상완 리듬과 관련이 있다. 이 리듬은 견관절에서 상완의 외전은 상완와관절의 운동과 견갑골의 회전이 2:1 비율로 나타나는 것이다(그림 4-23). 삼각근과 극상근 중 하나에 문제가 발생하면 이 리듬이 깨져, 외전의 관절 가동 범위와 근력이 감소한다. 삼각근과 극상근의 관계는 상완의 외전 시 나타난다. 상완 외전 시 극상근이 초기에 15° 외전을 하고, 삼각근이 외전근(중삼각근은 상완의 외전에 최대 작용을 한다)으로서 당김 작용을 할 수 있다. 수축력은 90~180°가 가장 강하다. 삼각근은 상완와관절의 안정화에도 도움을 준다.

히타비니요가 차투랑가단다아사나에서 차투랑가로 이동할 때, 삼각근이 활성화돼야 한다. 당연히 전거근은 수축되고 능형근은 신장성 수축이 일어나지만, 어깨의 안정화에 삼각근의 역할이 중요하다.

상완이두근

상완이두근(biceps brachii)은 장두(long head)와 단두(short head)로 된 근육이다. 장두는 견갑골 관절상결절(supraglenoid tubercle)에서 기시해 긴 힘줄로 상완골두 앞을 지나 상완골 결절간구(bicipital groove)를 지나간다. 단두는 견갑골 오훼돌기(coracoid process)에서 오훼완근(coracobrachialis muscle)과 함께 기시한다. 장두와 단두는 한 근육으로 합쳐져서 원위부에서는 단단한 힘줄이 돼 요골조면(radial tuberosity)에 정지한다. 주관절의 굴곡과 손

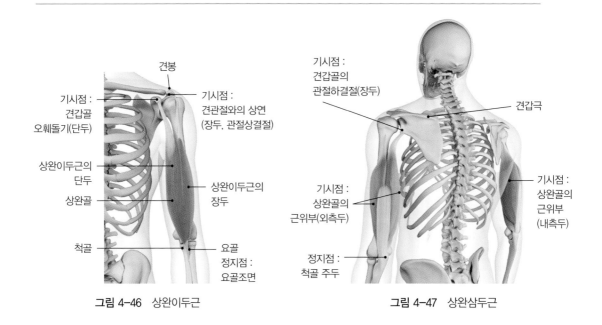

기시점 :
견갑골
오훼돌기(단두)

견봉

기시점 :
견관절와의 상연
(장두, 관절상결절)

상완이두근의
단두

상완골

상완이두근의
장두

척골

요골
정지점 :
요골조면

그림 4-46 상완이두근

기시점 :
견갑골의
관절하결절(장두)

견갑극

기시점 :
상완골의
근위부(외측두)

기시점 :
상완골의
근위부
(내측두)

정지점 :
척골 주두

그림 4-47 상완삼두근

의 회외를 담당한다. 경락은 폐경과 심포경이 관계한다.

상완삼두근

상완삼두근(triceps brachii)은 세 갈래로 기시하는 큰 방추형 근육이다. 장두는 관절하결절(infraglenoid tubercle)에서, 외측두(lateral head)와 내측두(medial head)는 상완골 뒷면에서 기시해 척골 주두(olecranon)에 정지한다. 견관절의 내전, 주관절의 신전을 담당하는 유일한 근육이다. 경락은 삼초경과 심경이 관계한다.

⑧ 요추, 골반, 대퇴골과 관련된 골격의 표면적 특징과 이름

요추

요추(lumbar vertebra)는 5개 추골로 구성되며, 다른 추골에 비해 크고 무거우며 타원형이다. 추체와 추체 사이에 있는 추간판(disk)이 다른 부분보다 두꺼워 중력의 부하에 잘 견디며, 관절 가동 범위(체간의 굴곡, 신전, 측굴)가 넓다. 요추는 상관절돌기와 하관절돌기가 겹쳐진 구조인데, 이는 비틀림과 가동성을 제한해 요추를 안정화하기 위함이다.

치유비니요가에서 비틀기를 할 때 체간의 움직임으로 비틀어야 하며, 요추는 상하 관절에 의해 5개가 같이 움직임을 명심해야 한다. 허리를 지나치게 틀어 요추관절이 부딪히는 경우를 억제하라는 뜻이다. 요추와 천골이 맞닿는 요천관절의 기능을 살펴봐야 한다. 후굴 시 무게중심을 요천관절에 두면 추간판에 지나친 압력이 발생해 요통의 원인이 되기도 한다.

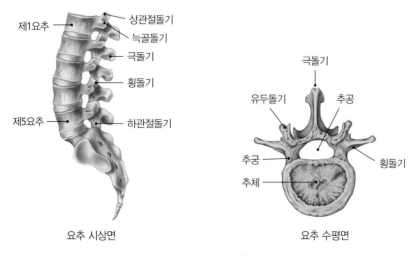

요추 시상면   요추 수평면

그림 4-48 요추

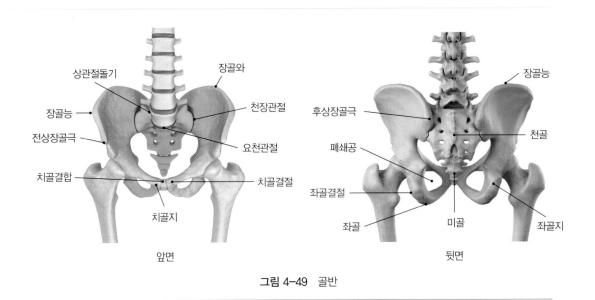

그림 4-49　골반

골반

골반(pelvis)은 관골 2개와 천골 1개, 미골 1개로 구성된다. 관골(무명골)은 장골과 치골, 좌골로 구성된다. 치유비니요가에서 중요하게 다루는 곳은 전상장골극과 후상장골극, 요천관절과 천장관절, 좌골결절과 치골이다.

대퇴골

대퇴골(femur)은 인체에서 가장 길고 무거운 뼈다. 대퇴골경은 골체와 125°를 이룬다. 치유비니요가에서 중요하게 다루는 위치는 대전자, 소전자, 둔근조면, 조선이다.

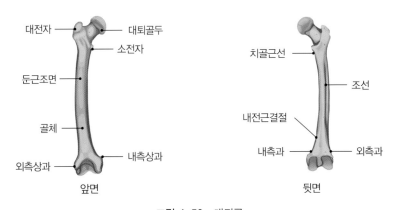

그림 4-50　대퇴골

❾ 요추, 골반, 대퇴골과 관련 있는 근육의 기능

내복사근

내복사근(internal oblique)은 흉요근막(thoracolumbar fascia)과 장골능의 앞쪽 2/3 지점, 서혜인대(inguinal ligament)의 외측 1/2 지점에서 기시해 제10~12늑골과 백선(linea alba), 치골에 정지해 부착하는 근육으로, 섬유 방향은 45°다(그림 4-51). 한쪽으로 작용할 때는 측굴과 외전을 담당한다. 외복사근과 내복사근이 동시에 작용하면 복압을 높이고, 척추 굴곡, 척추 회전의 보조 기능을 한다. 경락은 위경과 비경이 관계한다.

그림 4-51은 복부 단면에 복근의 위치를 나타낸다. 가장 깊은 층에 복횡근이 위치하고, 다음으로 내복사근이 있으며, 그 위를 외복사근이 지나는 3층 구조다. 내복사근은 부유늑골과 이어져 반다를 실행할 때 중요한 역할을 한다.

외복사근

외복사근(external oblique)은 제5~12늑골에서 기시해 백선과 치골결합, 장골능의 내측 1/2 지점에 정지하는 근육으로, 섬유 방향은 45°다(그림 4-52). 한쪽으로 작용할 때는 측굴과 회전을 담당한다. 외복사근과 내복사근이 동시에 작용하면 복압을 높이고, 척추 굴곡, 척추 회전의 보조 기능을 한다. 경락은 위경과 비경이 관계한다.

내복사근과 외복사근은 복부의 외측을 담당한다. 특히 날숨을 강하게 쉴 때는 복압을 높여 요추의 안정화에 기여한다. 치유비니요가에서 호흡을 강조할 때 물라반다(mula bandha)와 우디아나반다(uddiyana bandha)를 다룬다. 내복사근과 외복사근은 반다를 돕고 복압을 높인다.

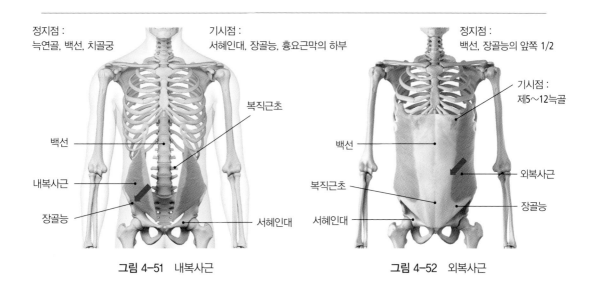

그림 4-51   내복사근

그림 4-52   외복사근

복횡근

복횡근(transversus abdominis)은 제7~12늑골과 흉요근막, 장골능, 서혜인대에서 기시해 백선, 치골능(pubic crest)에 정지해 부착하는 근육이다. 복압을 높이고, 경락은 위경과 비경이 관계한다.

치유비니요가에서 복횡근은 쿰바카(kumbhaka)에 중요한 기능을 한다. 호흡은 네 단계로 진행된다. 숨을 마시는 프라카(praka), 들어온 숨을 유지하는 안타라 쿰바카(antara kumbhaka, 들숨과 들숨의 연장), 숨을 내쉬는 레카차(rechaka), 그 상태를 유지하는 바야 쿰바카(baya kumbhaka)다.

파탄잘리는《요가수트라》1장 34절에 "프라차르다나 비다라나 아브얌 바 프라나스야 (pracchardana vidhāraṇa ābhyāṁ vā prāṇasya)"라고 했다. 이 문장의 해석은 "숨의 내보냄과 멈춤에 의해"이다.

여기서 프라차르다나(pra는 '앞으로', cchardana는 '토해내다')는 날숨, 비다라나(vi는 '분리', dhāraṇa는 '정지' '유지하다')는 숨의 정지를 의미한다. 이때 복압을 높여 프라나의 질적 변화에 도움을 주는 근육이 복횡근이다. 날숨은 자기 마음속에 무의식적으로 일어나는 생각과 감정을 밖으로 보내는 영적인 행위다. 날숨 후 정지는 마음의 고요를 의미한다. 들숨 후 정지는 자신을 불로 태우는 자기정화를 의미한다. 이런 과정을 통해 고요함 속에 비어 있는 공에 존재하는 참 나를 직관할 수 있는 도구가 호흡의 멈춤이다. 호흡을 통해 순수하고 거룩한 것이 무엇인지 아는 것이 인간 본성을 자각하는 행위이자 깨달음의 시작이며, 이는 호흡에서 비롯되고 비움으로써 채울 수 있는 것이다.

무엇을 비워야 할까? 무엇을 채워야 할까? 치유비니요가에서 쿰바카 호흡을 수행하는 것은 마음의 바탕을 깨끗이 하기 위함이다. 호흡 수련과 명상은 치유비니요가 전문

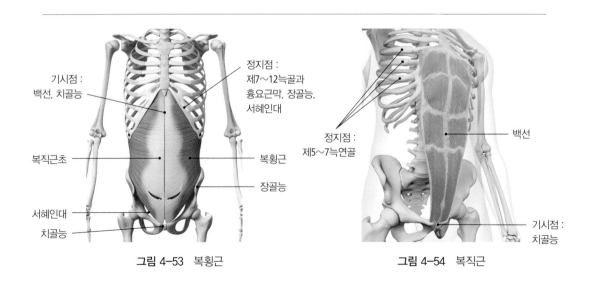

그림 4-53 복횡근   그림 4-54 복직근

가의 세심한 지도가 필요하다.

복직근

복직근(rectus abdominis)은 치골능에서 기시해 제5~7늑연골과 흉골의 검상돌기에 정지한다. 체간의 굴근으로, 복압을 높인다. 경락은 족소음신경이 관계한다.

복직근은 치유비니요가에서 우디아나반다와 함께 복강 전체를 휘젓는 복부 정화 수행법 '나울리(Nauli)'와 연관된 근육이다. 나울리는 고도의 집중력을 활용해 복부 근육을 자유자재로 움직이는 방법을 터득하게 하는 수련이다. 나울리는 '갈대' '속이 빈 줄기' 등을 뜻하며, 나울리 수련 시 복직근의 모양을 묘사한 단어다.

복직근은 상부 복직근과 하부 복직근의 근력을 검사할 수 있다. 먼저 상부 복직근의 근력 검사는 앙와위에서 하지를 신전한 뒤 혼자 윗몸일으키기를 해본다. 머리 뒤에서 깍지 끼고 윗몸일으키기를 하는 경우, 가슴에 팔짱을 낀 상태나 양팔을 앞으로 뻗은 자세로 윗몸일으키기를 하는 경우, 척추 굴곡은 가능하나 고관절 굴곡이 안 되는 경우를 통해 상부 복직근을 평가한다. 치유비니요가는 사바아사나(savasana)에서 팔을 위로 뻗고 일어나는 것으로 판단할 수 있다.

하부 복직근의 근력 검사는 하지를 90°(골반 후방)까지 올리고, 요추가 평평해진 상태에서 하지를 내리며 검사한다. 골반의 전상방과 요추전만이 일어나서 요추 굴곡이 시

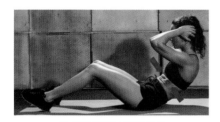

① 상부 복직근 근력 검사

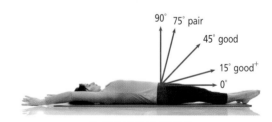

② 하부 복직근 근력 검사

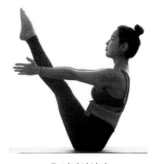

③ 나바아사나

그림 4-55 복직근의 근력 검사

작되는 지점의 하지 각도를 측정해 근육의 수축력을 평가한다. 정상적인 근력의 기준은 하지를 올렸다가 내릴 때 골반 후방을 그대로 유지하는 것이다. 치유비니요가에서 나바아사나는 상부 복직근과 하부 복직근의 수축력에 따라 자세를 완성하는 데 도움을 준다.

요방형근

요방형근(quadratus lumborum muscle)은 제12늑골과 장골능 사이에 있는 아래쪽이 다소 넓은 사각형 근육이다. 요방형근은 근섬유의 결 방향이 다른 장늑간섬유와 장요간섬유, 요늑간섬유로 구성되며, 장요근과 함께 후복벽을 이룬다. 장골능과 장골요추인대, 제3~5요추의 횡돌기와 요배근막에서 기시해 제12늑골과 제1~4요추의 횡돌기에 정지한다. 요추 측면의 굴곡과 신전 상태를 지탱하는 밧줄 역할을 하고, 척추를 고정한다. 한쪽 근육만 수축하면 같은 쪽으로 한쪽 골반을 들어 올리는 동작을, 양쪽이 동시에 작용하면 요추를 신전한다. 심호흡 시 횡격막이 수축할 때 제12늑골을 고정해 흡기근 역할도 한다. 경락은 방광경과 담경이 관계한다.

요방형근 주위에는 다양한 근육이 있다. 외복사근, 광배근, 후하거근, 흉최장근, 요장늑근, 흉요근막, 복횡근, 내복사근 등이 허리 뒤를 중심으로 자리한다. 요방형근은 치유비니요가에서 요통이 발생할 때 먼저 다뤄야 할 근육이다.

그림 4-57은 요방형근으로 인해 왜곡된 외견상 하지 길이 불일치를 보여준다. 단축

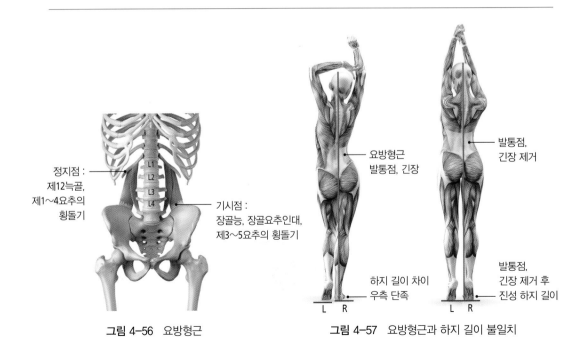

정지점 :
제12늑골,
제1~4요추의
횡돌기

기시점 :
장골능, 장골요추인대,
제3~5요추의 횡돌기

그림 4-56 요방형근

요방형근
발통점, 긴장

하지 길이 차이
우측 단족

발통점,
긴장 제거

발통점,
긴장 제거 후
진성 하지 길이

그림 4-57 요방형근과 하지 길이 불일치

된 우측 요방형근(좌측 노란색) 내의 발통점(trigger point)과 긴장(tension)으로 우측 하지가 좌측 하지보다 짧게 보인다. 발통점이 제거되고 근육이 휴식 후 정상 길이로 복귀됐을 때(우측 노란색) 진성 하지 길이의 불일치가 발생한다. 하지 길이 불일치에 영향을 주는 요인은 경추의 불균형에 따른 신경의 문제, 골반의 불균형, 무릎 내측상과 내 반월상판 연골의 문제, 거골의 문제 등이다.

척추기립근

척추기립근(spinal erector muscle)은 골반에서 두개골까지 이어진 극근(muscle spinalis), 최장근(muscle longissimus), 장늑근(iliocostal muscle)으로 구성된다. 한쪽만 수축하면 척추 쪽으로 측굴과 회전이 일어나고, 양쪽 동시에 작용하면 척추를 신전한다. 45°까지 척추의 전굴을 제어하기도 한다. 장늑근은 호흡에 관여하는데, 늑골을 끌어내려 날숨을 떠받친다.

장늑근은 척추기립근을 구성하는 세 근육 중 가장 외측에 있고, 밑에서 보면 요장늑근(musculus iliocostalis thoracis)과 흉장늑근(musculus iliocostalis thoracis), 경장늑근(musculus iliocostalis cervicis)으로 구분된다. 요장늑근은 천골과 장골능, 흉요추부에서 기시해 제6~12늑골과 흉요추 심부, 요추 극돌기에 정지해 부착한다. 흉장늑근은 제7~12늑골에서 기시해 제1~6늑골에 정치해 부착한다. 경장늑근은 제3~7늑골에서 기시해 제4~6경추의 횡돌기에 정지해 부착한다.

최장근은 장늑근의 내측에 있는 길고 큰 근육이다. 흉최장근(muscle longissimus

두최장근
기시점 : 제1~3흉추 횡돌기,
제4~7경추 횡돌기, 관절돌기
정지점 : 측두골 유양돌기

경최장근
기시점 : 제1~6흉추 횡돌기
정지점 : 제2~5경추 횡돌기

흉최장근
기시점 : 천골, 장골능,
요추 극돌기, 흉추 횡돌기
정지점 : 제2~12늑골, 요추 횡돌기

경장늑근
기시점 : 제3~7늑골
정지점 : 제4~6경추 횡돌기

흉장늑근
시작점 : 제7~12늑골
정지점 : 제1~6늑골

요장늑근
기시점 : 천골, 장골능, 흉요추부
정지점 : 제6~12늑골, 흉요추 심부,
요추 극돌기

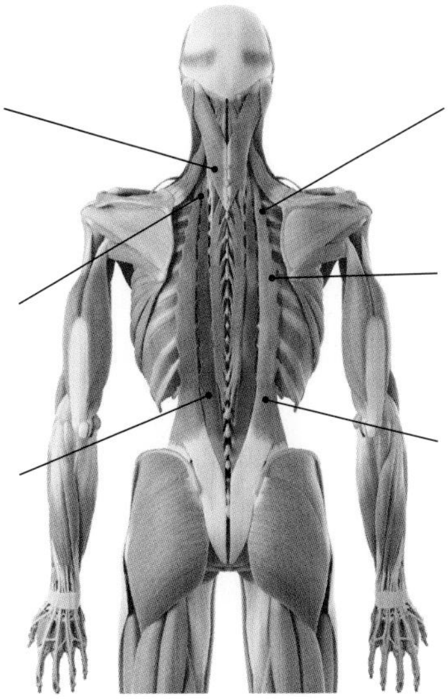

그림 4-58 척추기립근

thoracis)은 천골과 장골능, 요추 극돌기, 흉추 횡돌기에서 기시해 제2~12늑골과 요추 횡돌기에 정지해 부착한다. 경최장근(muscle longissimus cervicis)은 제1~6흉추 횡돌기에서 기시해 제2~5경추 횡돌기에 정지해 부착한다. 두최장근(muscle longissimus capitis)은 제1~3흉추 횡돌기와 제4~7경추 횡돌기, 관절돌기에서 기시해 측두골 유양돌기에 정지한다. 머리를 신전하고, 측굴이나 굴곡 시 머리를 지지한다. 경락은 방광경이 관계한다.

　다열근은 제4~7경추 관절돌기와 흉추부 횡돌기, 요추부 유두돌기, 천골부 천골공을 따라 후상장골극에서 기시해 축추를 포함해 인접 상측 척추 극돌기까지 정지해 부착한다. 반극근은 척추 횡돌기에서 기시해 상방 내측에서 위쪽 척추 극돌기에 정지해 부착하며, 두반극근(muscle semispinalis capitis)과 경반극근(muscle semispinalis cervicis), 흉반극근(muscle semispinalis thoracis)으로 나뉜다. 두반극근은 제7흉추~제3경추 횡돌기에 기시해 후두골 상항선과 하항선 사이에 정지한다. 머리를 신전하고, 측굴을 담당하며, 굴곡 시 머리를 지지한다. 경반극근은 제1~6흉추 횡돌기에서 기시해 제2~5경추 극돌기에 정지한다. 목을 신전하고, 측굴과 머리를 반대쪽으로 회전한다. 두반극근과 경반극근은 골곡 시 머리를 지지하는 기능으로 지나친 스트레스를 받아 두통의 원인이 되기도 한다. 흉반극근은 제6~10흉추 횡돌기에서 기시해 제6~7경추 극돌기와 제1~4흉추 극돌기에 정지한다. 척추의 신전과 회전을 담당하고, 체간의 굴곡을 조절한다.

대퇴사두근

대퇴사두근(quadriceps femoris muscle)은 대퇴 전면과 측면을 대부분 덮는 크고 강한 근육으로, 대둔근보다 무겁고 슬곡근보다 세 배나 강하다. 대퇴사두근은 대퇴직근, 내측광근, 외측광근, 중간광근으로 나뉜다. 세 광근은 무릎관절에만 작용하는 단관절 근육이

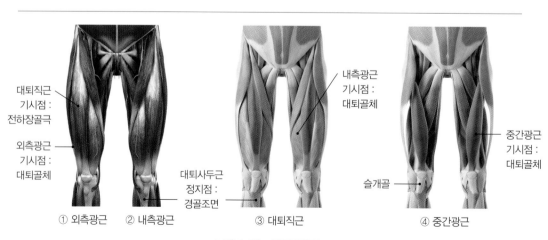

① 외측광근　② 내측광근　③ 대퇴직근　④ 중간광근

그림 4-59　대퇴사두근

지만, 대퇴직근은 고관절과 무릎관절에 모두 작용해서 대퇴사두근은 다관절 근육이다. 네 근육은 대퇴 말단에서 합쳐져 강하고 넓은 대퇴사두근을 형성하며 슬개골 기저 부위에 부착한 뒤 슬개인대에 의해 경골조면으로 단단하게 부착한다. 내측광근과 외측광근은 따로 슬개골에 건막의 형태로 부착해 각각 내측 슬개지대(외측광근, 내측광근, 대퇴근막을 덮는 결합조직의 확장부)와 외측 슬개지대를 형성한다.

대퇴직근은 외측광근과 내측광근 사이에 위치하며, 아래로 중간광근을 덮는다. 봉공근이 전상장골극에서 기시해 대퇴를 대각선 방향으로 가로질러 무릎의 상내측으로 진행하며 대퇴직근과 내전근을 구분하는 경계선이 된다. 전면에서 볼 때 대퇴직근은 허벅지 전체에 위치하며, 앉은 상태에서 다리를 들었을 때 대퇴에서 능선을 형성하며 내려가 관찰하기 쉽다. 무릎에서는 대퇴직근 양옆으로 외측광근과 내측광근에 의해 튀어나온 구조를 확인할 수 있다.

내측광근은 무릎을 최대한 강하게 신전할 때 대퇴 하방 내측과 슬개골 내측으로 뭉쳐지는 근육이다. 외측광근은 대퇴 외측을 거의 덮는 대퇴사두근 중에서 가장 크고 무거운 근육이다. 중간광근은 대퇴직근 하부에 위치하며, 일부는 외측광근 하부에 경계가 모호한 상태로 있다. 중간광근은 대퇴직근에 가려져 체표면에서 보이지 않는다. 무릎관절의 신전과 굴곡을 담당한다.

봉공근

봉공근(sartorius)은 몸에서 가장 긴 근육으로, 가늘고 긴 리본 모양이다. 대퇴 앞쪽에서 가장 표면에 있으며, 전상장골극에서 기시해 경골조면의 내측에 정지한다. 이상근의 신장을 제한한다.

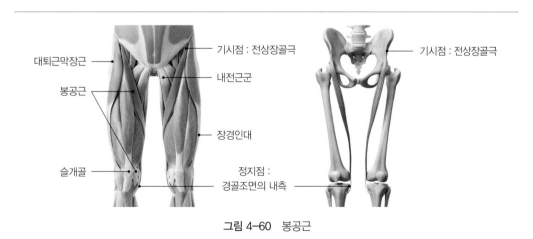

그림 4-60 봉공근

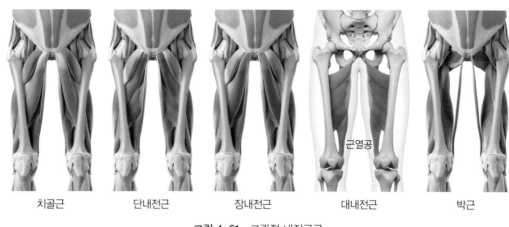

| 치골근 | 단내전근 | 장내전근 | 대내전근 | 박근 |

근열공

그림 4-61 　고관절 내전근군

고관절 내전근군

고관절 내전근군(adductor muscle group)은 장내전근과 단내전근, 박근, 외폐쇄근 등이 있으며, 일반적으로 골반 외측의 전하부와 인접한 폐쇄막, 대퇴골의 조선에 부착된다. 네 근육은 1차적으로 폐쇄신경의 지배를 받지만, 대내전근의 슬근부(무릎 뒤쪽)와 박근은 각각 좌골신경과 대퇴신경의 지배를 받는다.

치골근은 대퇴 상부 내측의 앞쪽에 있는 납작한 네모꼴 근육으로, 치골상지(superior ramus of the pubis)의 능선에서 서혜인대 부착 부위 바로 내측 아래에서 기시해 대퇴골 후면의 치골근선(pectineal line)에 정지한다. 고관절 내회전을 담당한다. 결가부좌가 잘되지 않고 한쪽 무릎이 높이 뜨고 통증이 있다면, 치유비니요가는 치골근을 다스리게 한다. 치골근의 통증으로 대퇴부 외전이 제한되기 때문이다.

장내전근은 대퇴 내측 제일 앞에 위치한 큰 부채꼴 근육으로, 치골부의 치골결합 바로 아래에서 강한 인대로 기시해 대퇴골 중간 1/3 지점의 대퇴골 조선에 정지해 부착하며, 단내전근의 앞면과 대내전근의 가운데를 덮는다. 단내전근은 치골근과 장내전근의 안쪽에 있고, 치골부의 장내전근 기시부 아래에서 기시해 치골선과 대퇴골 조선의 상부에 정지한다.

대내전근은 대퇴 내측 가장 후방에 위치한 세모꼴 근육으로, 내전근 가운데 가장 크고 두껍고 강하다. 근육의 부착 부위와 방향에 따라 소내전근부, 중앙부, 좌골융기부로 나눈다. 박근은 대퇴의 가장 내측에 있는 긴 띠 모양 근육으로, 내전근 중에서 가장 얇은 층에 있고 가장 약하다. 박근은 치골에서 기시해 대퇴 내측으로 주행해 근섬유의 결에 따라 고관절과 무릎관절을 지나 경골 내측에 정지해 부착하는 다관절 근육이다.

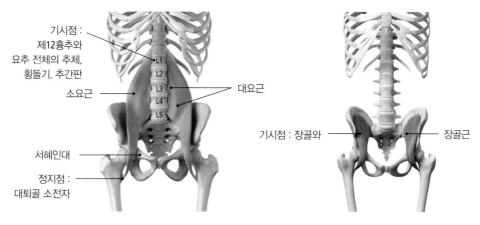

기시점 :
제12흉추와
요추 전체의 추체,
횡돌기, 추간판

소요근

대요근

서혜인대

정지점 :
대퇴골 소전자

기시점 : 장골와

장골근

L1
L2
L3
L4
L5

그림 4-62 장요근

장요근

장요근(iliopsoas muscle)은 대부분 후복벽과 대골반 사이에 위치하며, 복강에는 대요근과 장골근 두 갈래지만 골반으로 내려가면서 합쳐져 대퇴골에 부착하는 강한 근육이다. 넓은 외측인 장골근은 장골와에서 기시하고, 긴 내측인 대요근은 제12흉추와 요추 전체의 추체, 횡돌기, 추간판에서 기시해 골반 내 모여 대퇴골두 바로 앞에서 합쳐져 다리에 공통건을 만들고, 대퇴골 소전자에 모두 부착하는 유일한 근육이다. 소요근은 대요근의 근복 앞에 있는데, 고관절 운동에서 큰 역할을 하지 않는다. 전체 인구의 약 40%는 소요근이 없다.

대퇴근막장근

대퇴근막장근(tensor fascia lata)은 장골능과 장골극의 전상부에서 기시해 장경인대로 연

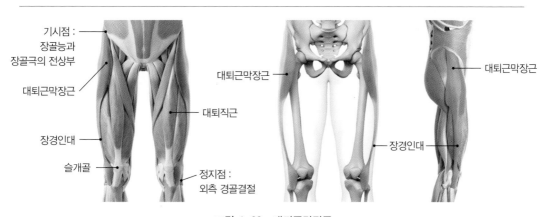

기시점 :
장골능과
장골극의 전상부

대퇴근막장근

장경인대

슬개골

대퇴근막장근

대퇴직근

정지점 :
외측 경골결절

대퇴근막장근

장경인대

그림 4-63 대퇴근막장근

결되는 방추형 근육으로, 대퇴근막 두 층에 둘러싸였다. 원위부에서 전내측은 무릎 높이에서 외측 슬개골 지지대와 슬개인대 표층에 있는 다리의 심부근막에 부착하고, 후외측은 장경인대를 통해 무릎 아래 높이에서 외측 경골결절에 부착한다. 대퇴부의 굴곡과 외전, 내회전을 담당한다. 무릎을 완전히 펼 때 안정성을 제공하고, 신전에 도움이 되며, 무릎 외측의 흔들림을 막아준다. 무릎을 굽힐 때는 다른 무릎관절 굴근과 협동해 하퇴의 굴곡, 외회전을 담당한다.

둔근

둔근(gluteus muscle)은 3개 근육으로 구성된다. 대둔근, 중둔근, 소둔근이 각각 장골과 천골에서 기시하고 대퇴골에서 정지한다.

대둔근은 몸에서 가장 크고 두꺼운 근육으로, 둔부의 가장 표면에서 돌출부를 형성하고 중둔근의 전상방 1/3 지점을 제외한 둔부 근육을 대부분 덮는다. 대둔근은 장골능 후방, 천골 외측, 미골 등에서 기시해 대퇴골두를 향해 약 45° 외하방으로 주행해 근섬유의 결에 따라 대퇴골의 둔근조면과 장경인대에 정지해 부착한다. 고관절 신전과 대퇴 외회전을 보조한다. 대둔근이 약해지면 보상 기전으로 슬괵근이 작용한다. 따라서 대둔근 치유 시 항상 슬괵근을 같이 치료해 균형을 맞춰야 한다.

대둔근의 단축 검사는 우타나아사나(앞 굽히기)로 할 수 있다. 선 자세에서 무릎관절을 완전히 신전하고 허리를 앞으로 굴곡 해 손가락을 발가락에 댄다. 동작에 제한이 생기면 슬괵근이나 대둔근의 단축으로 본다.

중둔근과 소둔근은 부채꼴 근육으로 근섬유의 결 방향과 종지부, 신경과 혈관 지배가 같다. 대퇴의 외회전과 안정화, 내회전을 담당한다. 중둔근 대부분과 소둔근은 대퇴골 외측과 대둔근 사이에 놓인다. 중둔근은 대퇴의 가장 강력한 외전근으로, 다른 외전근

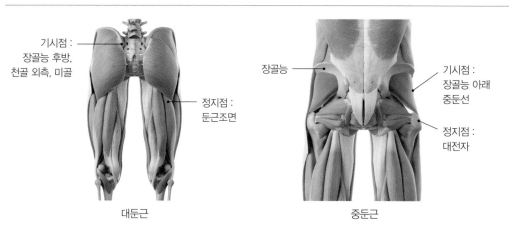

기시점 :
장골능 후방,
천골 외측, 미골

정지점 :
둔근조면

대둔근

장골능

기시점 :
장골능 아래
중둔선

정지점 :
대전자

중둔근

그림 4-64   둔근

과 함께 보행 시 골반을 안정화해 골반이 체중을 지지하지 않는 쪽으로 기우는 것을 막아준다. 중둔근의 전방섬유는 대퇴의 내회전을 보조한다.

소둔근은 전방섬유와 후방섬유로 구성되며, 둔근 중에서 가장 깊은 곳에 있고 가장 짧고 가볍다. 근육의 배열과 부착 부위가 중둔근과 비슷하다. 소둔근 전체는 하지 원위부가 하중을 받지 않고 자유로운 상태에서 대퇴의 외전을 담당한다. 전방섬유는 대퇴의 내회전, 후방섬유는 대퇴의 외회전에 관여한다(전방섬유의 작용이 더 강하다). 중둔근의 역할을 도와서 보행 시 골반의 수평을 유지한다.

이상근

이상근(piriform muscle)은 천골 전면과 천골결절인대의 골반 면에서 기시, 대좌골궁을 통해 골반을 빠져나와 대퇴골 대전자의 상연에 정지하는 작은 배 모양 근육이다. 둔부에서 핵심 위치에 있는 표지점 역할을 하며, 이상근을 기준으로 위는 상둔신경과 혈관이, 아래는 하둔신경과 혈관이 나온다.

내폐쇄근은 내측으로 폐쇄공의 가장자리와 폐쇄막의 골반 면에서 기시, 작은 골반 외측 벽을 대부분 덮으면서 소좌골궁을 통해 골반을 빠져나와 직각으로 회전한 다음 건의 형태로 쌍자근의 건과 합쳐져 대전자의 내측에 정지한다. 내폐쇄근과 상쌍자근, 하쌍자근은 이상근과 대퇴방형근 사이에 위치하며, 공통건을 형성해 둔부에 수평으로 대퇴골 대전자의 상부에 정지해서 둔부 삼두근(내폐쇄근과 상쌍자근, 하쌍자근)이라고 칭하기도 한다.

쌍자근은 작고 좁은 세모꼴 근육으로, 내폐쇄근 아래위에 위치하며 그 기능을 돕는다. 하쌍자근은 대퇴방형근과 같은 신경 지배를 받지만, 상쌍자근이나 내폐쇄근과 함께 작용하기 때문에 세 근육은 둔부 삼두근으로 생각해야 한다. 대퇴방형근은 둔부 삼두근

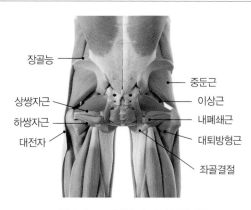

그림 4-65 이상근과 대퇴외회전근

아래 있는 짧고 편평한 네모꼴 근육으로, 대퇴의 외회전을 담당한다.

외폐쇄근은 폐쇄막의 외측에서 기시, 대퇴골 경부 아래를 지나 대퇴골 전자와에 정지해 부착한다. 대퇴골두를 안정하는 역할을 하며, 고관절이 굴곡 된 상태에서 가장 효과적인 외회전 근육으로 작용한다.

대퇴외회전근은 이상근과 나머지 5개 외회전근(봉공근, 후중둔근, 후소둔근, 장요근, 대둔근)이다. 이상근의 긴장으로 좌골신경이 눌리면 대퇴 후면에서 무릎 쪽으로 통증이 나타난다. 치유비니요가는 하지 직거상 검사(straight leg raising test, SLR test)로 추간판탈출증을 평가해 이상근의 긴장에 따른 좌골신경통으로 판별되면 이상근을 활용한다.

슬괵근

슬괵근(hamstring)은 반막양근(semimembranosus muscle), 반건양근(semitendinosus muscle), 대퇴이두근(biceps femoris)을 말한다. 대퇴 후면의 위치에 따라 반막양근과 반건양근을 내슬근으로, 외측 대퇴이두근을 외슬근으로 구분한다. 내슬근과 대퇴이두근 장두는 좌골결절에서 기시해 고관절과 무릎관절을 지나 무릎 뒤쪽에 정지해 부착한다. 고관절 신전과 무릎관절 굴곡을 담당한다.

반건양근은 반이 건인 근육을 말한다. 이 근육은 끈 모양 건이 대퇴의 몸 쪽 2/3 지점부터 아래로 내려가 원위부에서 봉공근, 박근과 만나 경골의 상부 내측에 정지한다. 반막양근은 납작하고 넓은 근육으로, 대퇴 중간에서 건의 형태가 되어 경골 내과(medial tibial condyle)에 정지해 부착한다.

무릎을 90° 굽히면 내슬근인 반막양근과 반건양근의 힘줄이 경골 내측에 위치하므로, 이 상태에서 내슬근을 수축하면 10° 정도 경골 내회전이 일어난다. 반막양근과 반건양근은 대퇴이두근처럼 적극적으로 수축하지 않는다. 대퇴이두근 장두는 좌골결절 후면에서, 단두는 대퇴골 조선 외측에서 기시해 대퇴 하부에서 공통건을 형성해 비골두

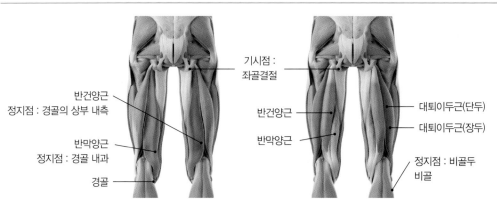

그림 4-66 슬괵근

(fibular head)에 정지한다. 대퇴이두근 장두와 단두는 신경 지배가 달라, 대퇴 후방 신경이 손상된 경우 한 갈래만 마비될 수 있다.

대퇴사두근이 무릎관절을 신전해 안정화하는 정적인 기능을 담당하는 반면, 슬괵근은 무릎관절을 굴곡 해 허리를 전굴 할 때 고관절을 신전해 골반이 전방으로 경사되지 않게 하는 동적인 기능을 담당한다. 슬괵근은 50~60%가 속근섬유로 구성된다. 경락은 방광경이 관계한다.

슬괵근은 고관절의 신전과 무릎관절의 굴곡을 담당하고, 주위 근육의 기능 장애에 결정적인 역할을 하는 경우가 많다. 슬괵근이 긴장되면 무릎관절을 신전한 자세에서는 골반 후방 경사가 일어나 요추전만이 감소하기 때문에 거북목 자세를 취하고, 요추의 굴곡이 제한된다. 슬괵근이 충분히 이완되지 않으면 고관절 신근의 기능이 억제돼 대둔근의 근력이 약화된다. 무릎관절이 완전히 펴지지 않아 대퇴이두근에 과부하가 걸리므로 이를 충분히 보상하지 못하면 근막동통증후군이 나타날 수 있다. 이 경우 슬괵근부터 다스리고 요통을 치유한다.

슬괵근이 긴장되면 고관절의 굴곡이 제한된다. 상체의 전굴, 하지 직거상 검사 등으로 슬괵근의 긴장을 평가할 수 있다. 기립 자세에서 상체를 앞으로 숙이면 무릎이 신전된 채로는 고관절을 굽힐 수 없어 상체의 굴곡이 제한되나, 무릎을 구부린 상태에서는 고관절의 굴곡이 제한되지 않는다. 누워서 무릎을 편 채로 한쪽씩 다리를 드는데, 80˚ 이상 들지 못하면 엉덩이에서 오금까지 통증이 나타난다.

슬괵근의 하지 직거상 검사

피검자는 앙와위로 다리를 펴고 요추와 천추를 바닥에 편평하게 댄다. 요추와 천추가 바닥에 편평하게 닿지 않으면 무릎 사이에 베개를 넣는다. 검사자는 대퇴부를 고정하고, 검사 시 고관절 굴근에 의해 골반의 후방 굴곡이 생기는 것을 방지한다. 검사자가 한 손으로 무릎관절을 누르고 다른 손으로 발꿈치를 고정하면서 다리를 서서히 들어 올린다.

통증 없이 다리를 최대한 올릴 수 있는 각도를 측정하는데, 80˚가 정상이다. 슬괵근의 단축이 있는 경우, 정상 각도에 이르기 전에 통증이 발생한다. 슬괵근의 긴장으로 골반 후방 경사나 정상적인 요추 곡선의 소실, 일자목 자세와 거북목 자세를 유발하며, 이로 인해 상체의 여러 근육에서 문제를 야기할 수 있다.

슬와근

슬와근(popliteal muscle)은 오금에 있는 세모꼴 얇은 근육이다. 대퇴골 외측(lateral condyle)과 외측 반월상연골, 비골두 등에서 기시해 경골 뒷면 내측 아래로 비스듬하게 주행하여 경골 뒷면의 내측과 가자미근의 근위부에 정지한다. 무릎관절 굴곡과 초기에는 경골

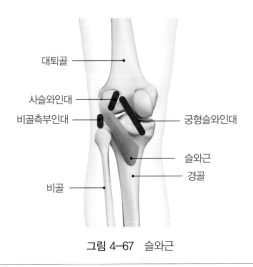

그림 4-67 슬와근

내회전을 담당한다. 슬와근은 정지에서 기시로 작용해 긴장이나 단축 현상이 일어나면
경골을 내회전 해 내반슬을 유발한다.

비복근과 가자미근

비복근(gastrocnemius)은 장딴지(calf)의 튀어나온 부위(종아리 뒤쪽에서 가장 얕은 부위)에
있다. 내측두와 외측두가 각각 대퇴골의 내과와 외과에서 기시해 아킬레스건으로 이어
지는 다관절 근육이다. 경골신경의 지배를 받으며, 속근섬유로 동적인 역할과 발의 주
된 족저굴근(plantar flexion) 역할을 담당한다. 경락은 방광경과 신경이 관계한다.

가자미근(soleus muscle)은 장딴지 심부에 자리하며, 비복근보다 크고 납작한 가자미
모양 근육이다. 경골과 비골 뒷면에 거꾸로 된 'U 자형' 가자미건궁(가자미건궁은 비골 뒷

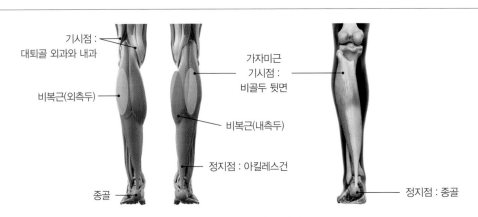

그림 4-68 비복근과 가자미근

면 근위부 1/3 지점에서 비골두 뒷면과 경골 뒷면 중간 1/3 지점의 가자미근으로 이어지는 가자미근 부착부로, 슬와동맥과 경골신경이 가자미건궁을 지나 아래로 주행한다)에서 기시, 종골건(achilles tendon)을 경유해 종골(calcaneus)에 정지한다.

가자미근은 비복근과 함께 족저굴근 역할을 담당한다. 비복근과 달리 지근섬유로 수축력이 약하지만, 지속 시간은 길어 기립 자세를 유지하고, 보행 시 안정근의 역할을 수행한다. 하퇴에 정체되는 혈액을 심장으로 짜 올려주는 근육정맥펌프(musculovenous pump) 작용도 한다. 이런 기능이 떨어지면 발과 발목에 부종이 나타난다. 족배근의 굴곡이 제한되면 비라바드라아사나를 수행하기 힘들고, 쪼그려 앉지 못해 바닥에 있는 물건을 들어 올릴 수가 없다. 경락은 방광경이 관계한다.

가자미근의 근섬유는 적색근육으로 강하지만 상대적으로 느린 족저굴근이며, 지속적인 수축이 가능하다. 가자미근은 비복근과 함께 족저 굴곡을 담당하지만, 무릎을 굽혔을 때만 독립적으로 수축할 수 있다. 가자미근의 족저 굴곡은 직립이나 보행 시 족배근 굴곡에 대항 혹은 협조하면서 균형을 유지한다. 사람이 서 있을 때는 중력중심이 경골 축보다 앞쪽에 위치하므로, 중력중심의 수직 흔들림을 줄이려면 경골 뒤에서 잡아당겨야 한다. 가자미근이 항중력근(antigravity muscle)으로서 그 역할을 해, 몸이 앞으로 기울어지는 것을 막아준다. 발의 내번에 보조적으로 작용하며, 발에서 정맥혈의 흐름을 늘리는 역할도 한다. 치유비니요가 우르드바하스타아사나, 파스치모타나아사나(paschimottanasana)에서 발뒤꿈치를 3cm 들어 올리는 것으로 적용한다.

⑩ 요골, 척골, 손과 관련된 골격의 표면적 특징과 이름

요골과 척골

요척관절의 운동 범위는 회외 90°다. 회외 시 두 뼈가 평행이 되나, 회내의 움직임 일어

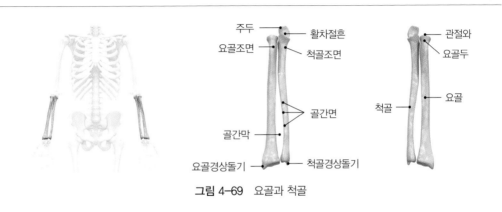

그림 4-69 요골과 척골

나면 요골두가 척골두를 덮는 형태로 교차된다. 즉 척골(ulna)은 고정되고, 요골(radius)이 움직이는 것이다. 주관절은 상완골의 종축, 요골과 척골의 종축을 연결하는 선 사이에 운반각(carrying angle)이 형성된다. 주관절 골절은 성장기 아동에게 발생하는 골절 가운데 하나로, 내번주와 외번주가 나타난다.

척골 주두는 상완골 주두의 깊이에 따라 각도에 변화가 있다. 이 변화에 따른 외번주는 척골신경에 영향을 미친다. 주관절 연부조직에 악영향과 보상이 일어나 어깨와 손목에 통증도 야기한다. 치유비니요가에서 차투랑가아사나를 지도할 때, 외번주와 내번주의 구조를 살펴야 한다.

손의 뼈

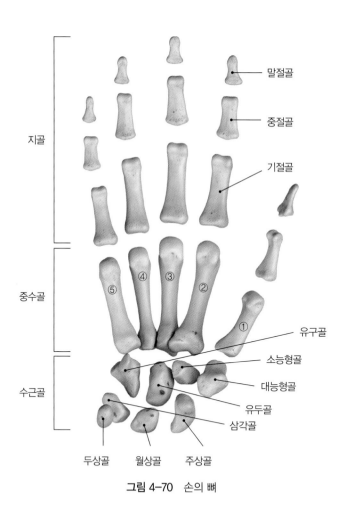

그림 4-70 손의 뼈

⑪ 경골, 비골, 발과 관련된 골격의 이름

경골과 비골

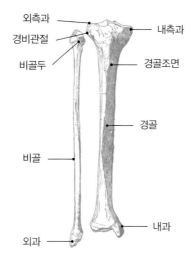

외측과
경비관절
비골두
비골
외과
내측과
경골조면
경골
내과

그림 4-71   경골과 비골

발의 뼈

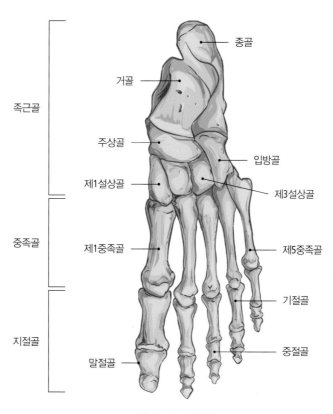

족근골
중족골
지절골

종골
거골
주상골
입방골
제1설상골
제3설상골
제1중족골
제5중족골
기절골
중절골
말절골

그림 4-72   발의 뼈

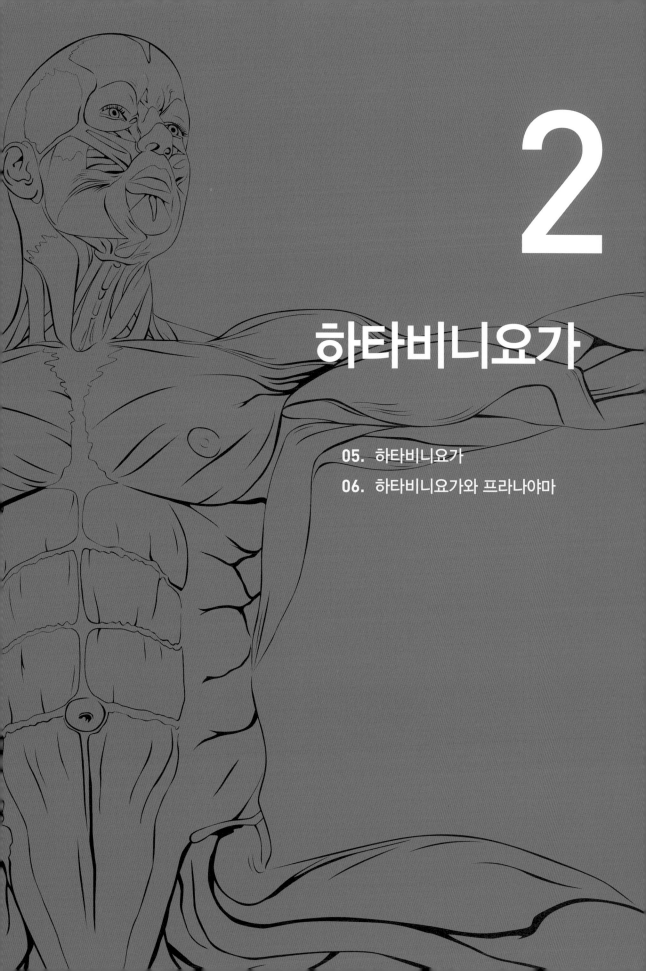

2

하타비니요가

05. 하타비니요가
06. 하타비니요가와 프라나야마

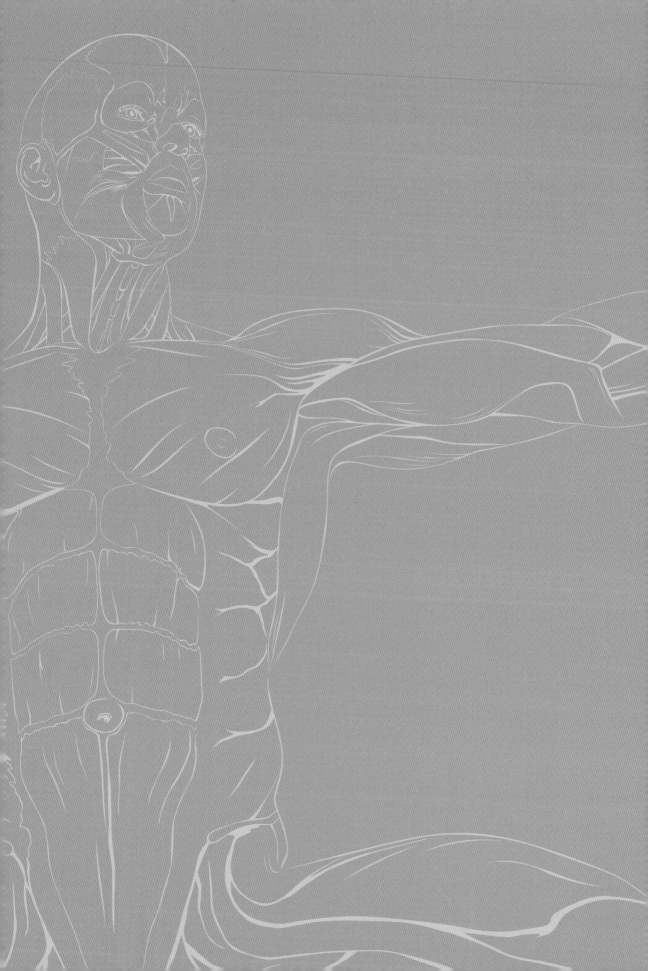

05 | 하타비니요가

❶ 비니요가의 개념과 기원

비니요가(vini yoga)에서 비니는 '적절하게 변형·응용·적용하다'라는 뜻이다. 개인의 신체 심리와 구조적 형태를 중력중심선에 회귀하는 것으로 아사나와 호흡을 적용한다. 1989년에 타계한 크리슈나마차리아가 시작했다. 그는 요가 수련이 개인에게 맞춰야지, 개인을 요가에 맞추지 말 것을 강조한다. 이후 데시카차르(2016년 타계)를 거쳐 현재 카우스터브 데시카차르가 전승하고 있다.

　미국은 크래프트소(Gary Kraftsow, 1974~)가 개발·보급한다. 그는 비니요가를 "요가 아사나에서 우리 각자에게 맞는 잠재력을 실현하는 일은 움직임의 효과를 이해하고, 개인의 구조적 요구나 능력과 관련해 움직임을 적용하는 것이다"라고 했다. 한국은 서울불교대학원대학교에서 비니요가 석·박사과정을 개설해 교육하며, (사)국제비니요가협회는 2010년부터 비니요가를 운동과학과 함께 연구·개발·교육하고 있다.

❷ 비니요가의 문헌적 근거

《요가수트라》〈신통품〉 3장 6절에 "tasya bhumisu viniyogah"라 기록됐다. 요가 수행의 깨달음을 위해 성취해야 하는 단계를 의미하는데, 의역하면 "그것은 단계(인식의 대상, 인식의 도구, 인식자)에 따라 적용돼야 한다". 〈신통품〉 3장 1~5절은 집중, 명상, 삼매를 이야기한다. 즉 요가의 성취는 한순간에 얻어지지 않으며, 단계적인 깨달음으로 성취한 뒤에 도달할 수 있다는 의미다. 따라서 비니는 목적 대상을 어떻게 해석하는가에 따라 달라질 수 있으나 본질은 동일하다. 그 본질은 단계에 따라 적용한다는 것으로 파악

된다. 《요가수트라》〈수행품〉 2장 48절의 아사나를 기준으로 보면 "요가는 수련자의 수준(신체의 구조적 기능)에 따라 적용돼야 한다". 개인의 신체 구조에 적합한 아사나를 변형·적용한다는 것으로 해석할 수 있다. 데시카차르는 "비니요가는 개인과 인생의 단계에 따라 각기 다르다"고 말한다. 이는 개인의 심리적·신체적 상황을 평가하여 지도한다는 의미다. 오늘날 되새겨봐야 할 대목이다.

③ 하타비니요가의 구성 원리

하타비니요가의 시퀀스는 7단계(무릎 꿇은 자세 → 엎드린 자세 → 선 자세 → 누운 자세 → 앉은 자세 → 누운 자세 → 앉은 자세)로 구성된다. 이 시퀀스는 완만한 곡선을 그린다. 심장에 큰 부담을 주지 않고 점진적으로 심장박동 수를 늘리다가(케틀벨 사용) 후반부에는 줄이는 구조다.

요가의 움직임은 최소 에너지로 확장된 의식을 경험한다. 수행 방법은 아사나와 호흡근을 활용해 프라나의 환경을 만드는 것이다. 그래서 수련 시 들숨과 날숨을 정확히 구분한다. 호흡은 곧 정성이다. 정성은 과거나 미래를 생각하지 않는다. 오로지 현재에 집중하는 것이 정성이기 때문이다. 마음의 본질은 산란하기에, 집중하는 것(어느 한곳에 매여 있는 것)을 좋아하지 않는다. 마음을 다스리는 것은 새의 발에 실을 묶어두는 것과 같다. 호흡이라는 줄로 날아가는 마음을 잡는 것이다.

들숨은 횡격막이 아래로 수축하고, 가성늑골은 확장한다(폐 내 압력 758mmHg). 날숨은 횡격막이 이완하고, 가성늑골은 수축한다(폐 내 압력 763mmHg). 들숨은 늑골이 앞으로 확장하는 것이 아니라 복강 중심부가 위와 옆, 뒤로 확장해야 한다. 이와 함께 물라반다를 행한다. 날숨은 코어 근육인 복횡근과 협력하고, 동시에 우디아나반다를 행한다. 수련 시 어깨의 긴장을 풀어야 한다.

④ 하타비니요가에 따른 보폭과 보간의 이해

보폭과 보간을 이해함으로써 균형 잡힌 아사나를 수행할 수 있다. 보폭은 걸을 때 앞발 뒤축에서 뒷발 뒤축까지 거리다. 보간은 양발 사이의 너비다.

보폭이 길고 보간이 넓으면 균형을 잡기 좋지만, 보폭이 길고 보간이 좁으면 균형을 잡기 어렵다. 따라서 하타비니요가를 수련할 때 보폭과 보간의 기준이 필요하다. 첫째, 중력중심선이다. 둘째, 골반의 너비(장골능)이다. 셋째, 어깨의 너비(견봉)다. 넷째, 팔꿈치(주관절)다. 다섯째, 손목(완관절)과 손끝이다. 하타비니요가 수련 시 보폭과 보간의 기준은 자기 몸이 돼야 한다(그림 5-2).

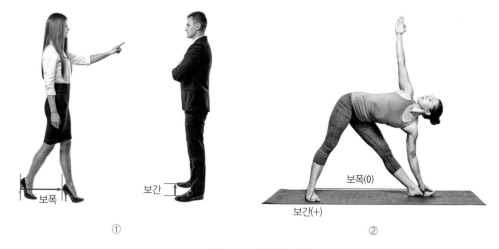

① ②

그림 5-1　보폭과 보간

　　예를 들어 파리가아사나에서 보폭은 양손을 옆으로 외전 했을 때 양쪽 팔꿈치가 기준이다(그림 5-2).

　　보간은 오른발 뒤꿈치와 왼발 내측 시상면에서 발뒤꿈치가 서로 직선상에 놓여야 한다. 파리브리타트리코나아사나, 비라바드라아사나는 앞발 뒤꿈치가 뒷발 45° 방향의 뒤꿈치를 통과하는 보간이 돼야 한다(그림 5-3).

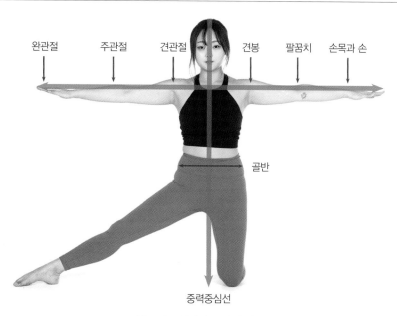

그림 5-2　보폭과 보간의 기준

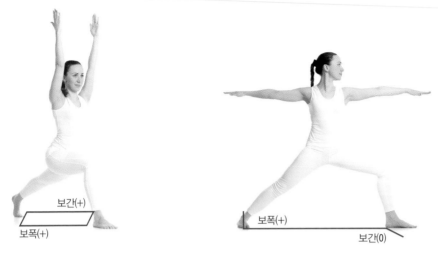

그림 5-3 보폭과 보간의 이해

⑤ 하타비니요가의 특징

하타비니요가는 $0 \times 1 = 0$이다. 수고를 회복하는 것으로 구성돼 수련 후 몸과 마음이 조화롭고 팔다리가 가벼워지며, 좌법이 완성돼 머리에 잡다한 생각이 생명의 밭으로 들어가 정화되고 지혜가 일어난다. 몸통과 목, 머리에는 각각 중요한 공간이 존재하는데 지궁(地宮), 수궁(水宮), 태양궁(太陽宮), 심궁(心宮), 천궁(天宮)이다. 이는 5가지 차원(땅, 물, 불, 공空, 기氣)으로 진화하는 단계로 구성된다. 요가생리학의 관점에서 접근하면 물라다라차크라(mūlādhāra cakra), 스바디슈타나차크라(svādhisthāna cakra), 마니푸르차크라(manipūr cakra), 아나하타차크라(anāhata cakra), 사하스라라차크라(sa-hasrāra cakra)에 위치한다. 각각의 아사나는 신체 구조의 불균형을 회복할 수 있는 원리가 내재된 동작으로 구성된다. 다음은 하타비니요가의 특징이다.

① 동작과 호흡의 일치를 중시한다.
② 반복(습관적 패턴)과 멈춤(근육과 신경)을 구분해 진행한다.
③ 숨 멈춤(쿰바카).
④ 알아차림과 신경계 활성화.
⑤ 신체 구조의 불균형을 바로잡는 원리가 내재된 개별 동작이다.
⑥ 팔다리가 가벼워지고 몸이 상쾌하다.
⑦ 명상 좌법에 안정성과 안락함을 제공한다.
⑧ 몸과 마음의 안식처를 제공한다.

6 **하타비니요가의 차별성**

① 요가 자세의 움직임을 반복하고 유지한다.

② 요가 자세보다 기능에 중점을 두고, 치유 결과를 위해 자세를 바꾼다.

③ 호흡 패턴을 바꿔 다양한 치유 효과를 만든다.

④ 수련자의 체형과 질환, 호흡하는 습관, 체력 등에 따라 적절한 요가 자세를 적용한다.

⑤ 하타비니요가는 근육 강화와 코어 안정화를 위해 케틀벨을 사용한다.

7 **하타비니요가 수련 시 주의 사항**

① 안정된 자세에서 중력을 이용한다.

② 격하고 빠른 움직임은 피하고, 호흡과 함께 천천히 움직인다.

③ 욕심, 과시, 비교 등 자신의 한계를 넘어선 자세는 취하지 않는다. 신체의 부상과 마음의 상처, 신경계의 부조화를 유발할 수 있다.

④ 자세를 취할 때 불편하거나 안간힘을 쓰면 호흡이 깨지고 거칠어진다. 호흡과 몸을 알아차려야 한다.

⑤ 자세를 취하는 동안 길고 부드럽게 호흡한다. 숨이 들어오면 흉곽이 확장하고, 숨을 내쉬면 흉곽과 복부가 수축한다(수행 목적에 따라 반다와 쿰바카 사용).

⑥ 적절한 휴식을 취한다.

⑦ 자세에서 숨을 통한 에너지를 느낄 때 감사한다.

⑧ 케틀벨 사용 시 자신에게 맞는 무게를 정한다(치유비니요가 전문가의 조언).

하타비니요가 프로그램

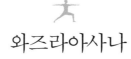

와즈라아사나

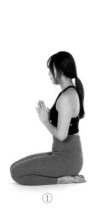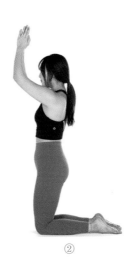

① ②

와즈라아사나(vajrāsana)에서 vajra는 산스크리트어로 '무기' '금강저'를 뜻한다. 금강저는 마음의 번뇌를 없애주는 상징적인 의미도 있다. 와즈라아사나는 금강석처럼 견고하고 확고한 자세라는 뜻이다. 15세기 《하타프라디피카》에서는 싯다아사나(siddhasana, 달인좌)의 동의어로 사용했다.

①은 발꿈치(종골)로 회음부를 압박하는 것이다. 엉덩이 부위가 발에 얹힌 자세(무릎 꿇는 자세)로, 영적 수행의 명상 자세이자 종교에서 기도하는 자세다. 몸과 마음을 평온하게 이완한 상태에서 현재 여기에 존재함을 알아차리고 3단 호흡법을 실행한다. 3단 호흡은 체간을 세 부분으로 나눠 호흡근을 활성화하는 방법이다. 첫 번째 구간은 쇄골과 검상돌기, 두 번째 구간은 검상돌기에서 배꼽까지, 세 번째 구간은 배꼽에서 치골까지다. 와즈라아사나는 하타비니요가 수련의 시작이다. 무릎에 문제가 있는 사람은 조심스럽게 실행해야 한다.

②는 들숨이 만들어지는 것으로, 양팔을 30~45° 외전 방향으로 올린다. 이때 흉곽이 들리고 확장이 일어난다. 하타비니요가는 들숨과 날숨, 들숨 후 멈춤(안타라 쿰바카)과 날숨 후 멈춤(바야 쿰바카)을 분명히 인지하고 실행해야 한다. ②는 들숨 후 멈춤이 일어난다.

 효과

- 몸과 마음을 안정되게 한다.
- 몸을 풀어주고 허리를 늘려 긴장을 풀어준다.
- 호흡을 보조하기 위해 흉곽을 활성화한다.

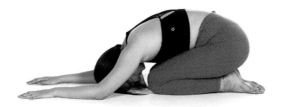

발라아사나

발라아사나(balasana)는 '아기 자세'로, 날숨 후 멈춤이 일어난다. 머리는 무릎을 향하고(이마를 바닥에 붙이는 경우 무릎을 벌린다) 척추는 둥글게 굴곡을 만들어 어깨의 힘을 빼고 횡격막을 원위치로 회복하는 과정에 복횡근의 도움을 받아 물라반다를 행한다. 요추의 긴장을 완화하는 휴식 자세로, 하타비니요가에서 선행 동작의 피로를 회복하는 동시에 전환 자세로 사용된다(빈야사vinyasa). 발라아사나는 식사하고 4시간 뒤에 수행하는 것이 좋다. 장을 완전히 비워야 날숨 후 멈춤이 효과적이기 때문이다.

 효과

- 가슴과 등, 어깨의 긴장을 풀어준다.
- 스트레스와 불안을 줄여준다.
- 허리와 목의 통증을 완화한다.
- 몸과 마음을 평온하게 하고, 에너지를 충전해준다.

카크라바카아사나

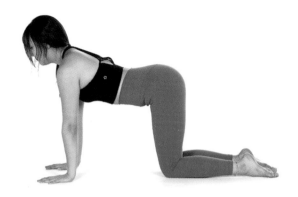

카크라바카(cakravaka)는 힌두교 신화에서 해가 뜰 때 나타나 따뜻함과 빛을 주는 붉은 새 (백조, 거위)를 의미한다. 카크라바카아사나(cakravakāsana)는 '테이블 자세'라고도 한다. 어깨 아래 손이, 고관절 아래 무릎이 있어야 한다. 손가락은 최대한 벌리고, 손목은 외측으로 약 15°를 향한다. 머리와 목, 척추를 길게 해 직선으로 만든다(축성 신장 : 추골의 공간 확보). 이때 목과 머리의 움직임에 주의해야 한다. 경추는 그대로 두고 머리만 기도가 열리는 정도까지 신전한다.

카크라바카아사나는 가성늑골이 확장하면서 들숨이 일어난다. 들숨 후 멈춤은 하지 않는다. 척추에 문제가 있거나 손목과 무릎에 질환이 있는 경우 주의해야 한다. 손바닥에 문제가 있으면 주먹을 쥐고, 무릎에 문제가 있으면 무릎 아래 수건을 놓고 수련한다.

 효과

- 척수의 흐름과 척추의 유연성을 향상한다.
- 어깨와 허리, 엉덩이 스트레칭 효과가 있다.
- 갑상샘과 부갑상샘 기능을 자극한다.

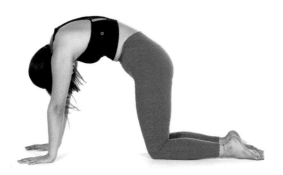

마르자리아사나

마르자리아사나(marjaryasana)는 '고양이 자세'로 직접 번역되는 산스크리트어다. 코어 근육을 척추 쪽으로 당기면서 척추를 활처럼 만든다. 머리는 아래로 부드럽게 내리면서 턱이 쇄골 쪽으로 가게 한다. 이 자세는 날숨을 만든다. 영성적 관점에서 보면 사랑의 에너지가 충만한 아나하타차크라에 자극과 영향을 준다. 카크라바카아사나와 마르자리아사나는 짝을 이루는 자세로(빈야사), 하타비니요가에서 3회 반복한다.

 효과

- 마음을 진정하고 스트레스를 줄인다.
- 아나하타차크라에 영향을 준다.
- 척추를 유연하게 하고, 복부 기관에 활력을 준다.

아도무카스바나아사나

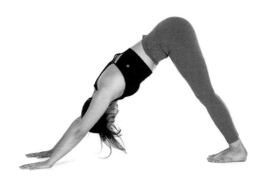

산스크리트어로 아도(adho)는 '아래로', 무카(mukha)는 '얼굴', 스바나(svana)는 '개'를 뜻해 아도무카스바나아사나(adho mukha svanasana)는 '아래를 향한 개 자세'라고 한다. 아침 공 복에 수행하는 것이 가장 좋다. 지면과 접촉하는 손가락은 최대한 펴고, 손바닥을 지면 에 밀착한다. 손바닥의 힘이 어깨를 지나 척추를 따라 골반, 미골까지 전달돼야 한다. 손 목, 팔꿈치, 어깨, 허리, 관절의 공간을 확보하는 데 효과적이기 때문이다.

다시 말해 팔을 어깨 위로 할 때 손끝부터 치골까지 근막으로 연결되며, 그와 관련된 근 육이 협력·작용한다. 원숭이가 한손으로 나뭇가지를 잡고 매달린 모습과 비슷하다. 손 부터 치골까지 모든 근육이 일렬로 나열되어 힘의 중심축이 제로 상태(균형)가 될 때, 즉 삼각형 구조가 완성되면 힘은 골반으로 모인다는 의미다. 이때 손목의 위치는 외전 15° 다. 손가락은 엄지와 검지를 펴서 요골과 척골에 힘을 전달한다.

아도무카스바나아사나는 들숨과 날숨이 연속적으로 5회 정도 일어난다. 들숨에는 상체 에 집중하며 팔을 밀어 늘리고, 흉곽을 확장하면서 척추를 축성 신장한다. 날숨에는 발 의 앞부분에 힘을 주면서 골반을 전방 회전하고, 미골을 올린다는 느낌으로 한다. 이때 무릎의 강한 수축(대퇴직근)은 경골과 대퇴골의 관절 공간을 확보하는 데 장애 요인이 될 수 있다. 시선은 배꼽을 향한다. 심장 질환이나 고혈압, 경추에 문제가 있다면 자격을 갖 춘 비니요가 전문가의 세심한 지도가 필요하다.

 효과

- 어깨 근육 강화를 통한 안정화, 복부 근육과 척추기립근 강화에 도움이 된다.
- 발뒤꿈치(종골)와 발목(거골) 주변의 구조를 개선하고, 손목과 팔, 어깨, 다리를 강화한다.
- 위장과 소화기 계통에 도움을 주고, 혈액순환을 촉진해 몸에서 독소를 제거한다.
- 스트레스와 우울증을 완화하고, 몸에 활력을 준다.
- 엉덩이와 무릎, 발목관절의 유연성을 높이고, 다리의 인대와 힘줄을 강화한다.
- 슬곡근과 비복근, 척추기립근 스트레칭 효과가 있다.

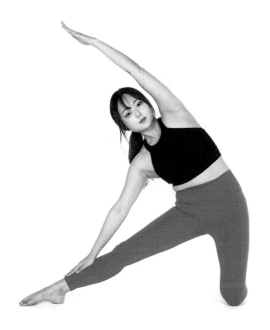

파리가아사나

파리가아사나(parighasana)는 '빗장 자세'로, 파리가(parigha)는 문을 닫는 데 사용하는 들보나 빗장을 뜻한다. 일반적인 요가 자세는 굴곡과 신전이 많이 사용되고, 측면을 스트레칭하는 자세는 드물다.

무릎과 발의 너비는 견봉과 손목이 기준이 된다. 숨을 들이쉬며 팔을 양옆으로 완전히 신장한다. 이때 견갑골의 내측연을 잡아주는 것이 중요하다. 숨을 내쉬며 몸통과 뻗은 팔을 오른쪽으로 기울인다(견갑골 내측연을 풀어준다). 반대로 하여 3회 반복한다.

 효과

- 내전근과 대퇴이두근을 스트레칭해 측면을 늘리는 동작으로, 늑간근의 압박을 해소한다.
- 늑간을 확장해 척추와 호흡근을 활성화함으로써 숨을 깊게 쉬는 능력을 향상한다.
- 피로 회복과 소화 기능에 도움을 준다.

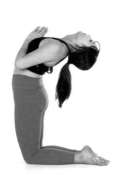 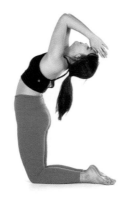 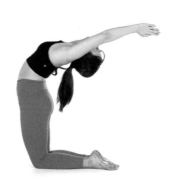

우스트라아사나

우스트라아사나(ustrasana)는 어깨의 유연성과 코어 근육을 강화하고, 신체 전면의 근막을 스트레칭한다. 우스트라(ustra)는 산스크리트어로 낙타를 뜻해 '낙타 자세'라고 한다. 이 자세는 신전의 깊이에 따라 달리 적용해야 한다. 상체의 무게중심이 제11~12흉추에서 시작되지 않고 요천관절 부위에 걸리면 척추전방전위증과 요통이 나타날 수 있다. 복직근이 주동근 역할을 하며, 기도가 열리는 정도에 머리 신전이 일어나야 한다. 목을 지나치게 젖히지 않는다.

우스트라아사나는 정신적 · 정서적 차원에서 마음을 평온하게 하고, 심리적 균형을 잡아 주는 데 효과적이다. 후굴 자세는 내부에 깊이 잠재된 감정을 발견하는 방법으로도 사용된다. 두려움을 극복하고, 자기 몸과 마음을 신뢰하며, 깊은 호흡을 통해 내면으로 들어가는 막(그란티granthi, 장애물)을 치우는 역할도 한다. 들숨이 일어나면 가슴이 더 열리고 흉곽이 확장하면서 아나하타차크라에 영향을 준다. 깊은 신전(후굴) 자세는 두려움을 주므로, 신체의 한계를 잘 이해하고 지나친 스트레칭은 피한다.

 효과

- 어깨와 등의 통증을 완화하고, 유연성을 준다.
- 어깨가 처지고 등이 굽은 신체 구조 개선에 도움이 된다.
- 몸과 마음에 활기를 준다.
- 두려움을 극복하고 도전 의식이 생긴다.
- 대둔근과 허리를 강화한다.

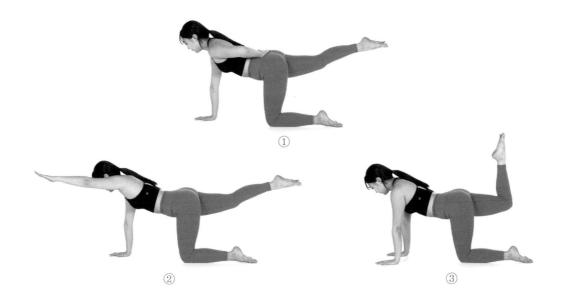

카크라바카 균형 아사나

① ② ③

카크라바카 균형 아사나의 ① 준비 자세는 왼손을 천골에 붙이고, 오른쪽 다리를 뒤로 뻗어 밀어낸다. 이때 복부의 근육을 단단하게 잡아야 한다. 코어 근육이 활성화된다.

②는 숨을 들이마시면서 왼손을 외측으로 돌리고(외전), 견갑골은 상방 회전하며 앞으로 뻗는다. 견관절은 내회전과 외회전이 일어난다. 상완골두와 견관절와에서 굴림과 미끄럼, 회전이 일어난다. 견관절의 공간을 확보하면서 팔을 움직여야 한다. 상완골두가 전방으로 나온 신체 구조라면 상완이두근의 힘줄과 관절의 접촉이 빈번해 어깨에서 부딪히는 소리가 난다. 관절 공간의 균형과 어깨 근육을 강화해야 치유할 수 있다.

③은 숨을 내쉬면서 왼손이 어깨 밑으로 돌아오고, 지면에 손을 밀착한다. 숨을 들이마시면서 오른쪽 무릎을 90°로 굽힌다. 이때 슬괵근을 사용하고, 대둔근은 사용하지 말아야 한다. 날숨에는 카크라바카아사나로 돌아간다. 여기서 손의 위치와 좌우 손바닥에서 느끼는 압력(50:50)을 알아차려야 한다. 양쪽 어깨와 골반의 균형을 유지하려면 손바닥과 지면의 압력이 동일하도록 체간을 적절히 움직여야 한다는 말이다. 요골과 척골의 역학적 기능을 살펴 손과 손목의 위치도 잡아야 한다.

 효과

• 몸과 마음의 균형과 안정감을 향상한다.
• 집중력 향상에 도움이 된다.
• 전신의 균형을 향상하고, 어깨와 허리의 힘을 강화한다.
• 코어 근육을 강화한다.

살라바아사나

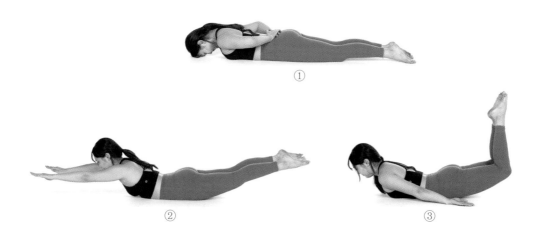

살라바아사나(salabhasana)에서 살라바(salabha)는 산스크리트어로 '메뚜기'를 의미한다.
① 준비 자세는 엎드려 이마와 배를 바닥에 대고, 양손은 천골 위에 가볍게 놓는다.

②는 숨을 들이마시면서 양손은 외측으로 돌리고, 견갑골은 상방 회전하면서 앞으로 뻗는다. 동시에 머리와 몸통, 다리를 들어 올린다. 이때 복부를 바닥에 밀착해야 한다. 숨을 내쉴 때는 손이 천골로 돌아오면서 머리와 몸통, 다리는 자연스럽게 내린다. 머리를 오른쪽으로 돌려 휴식을 취한다. 하타비니요가 수련 시 두 번 호흡하고, 마지막 호흡에는 홀딩(5회 호흡) 한다.

③은 무릎을 90°로 만들고, 손등은 바닥에 붙여 보조 역할을 한다. 대둔근을 수축해 무릎을 들어 올린다. 이때 허리의 통증이 발생하면 각도를 조절한다. 허리 통증은 둔근의 힘이 약해서 보상작용으로 요추의 근육이 작용한 결과다. 들숨에 무릎을 들어 올리고 날숨에 내린다.

 효과

- 소화를 돕고, 가스를 제거해 위장 장애에 효과적이다.
- 척추 뒷면과 대둔근을 강화하고, 골반의 안정성을 높인다.
- 둔근 강화는 고혈압과 허리 통증 완화에 좋다.
- 전신의 균형을 향상하고, 스트레스를 해소한다.

에카파다코운딘야아사나 변형

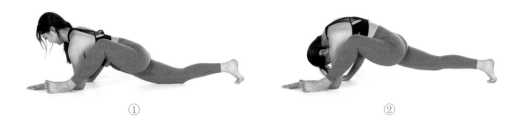

① ②

에카파다코운딘야아사나(eka pada koundinyasana) 변형은 고관절과 호흡에 중점을 둔 자세다. 골반과 다리를 이어주는 고관절은 복강에서 내려오는 복대동맥, 외장골동맥, 하대정맥, 대퇴정맥이 지나는 곳이며, 장요근과 연결된다. 관골, 대퇴골두와 맞닿는 고관절은 강력한 인대로 구성된다(그림 5-4).

에카파다코운딘야아사나 변형은 고관절의 외회전에 깊은 영향을 준다. ① 준비 자세는 아도무카스바나아사나에서 시작한다. 왼발 뒤꿈치는 왼손 끝 앞에 두고, 발의 외측으로 지면과 접촉한 상태에서 고관절을 외회전 한다. 왼쪽 팔꿈치는 바닥에 붙이고 오른팔은 굴곡 한 상태로 손바닥을 지면에 붙이고 중심을 잡는다. 긴장을 풀고 들숨으로 진행한다.

②는 무릎을 펴고 발끝을 세워 강한 복부 수축으로 숨을 내쉬고, 잠시 숨 멈춤을 유지한다. 동시에 물라반다를 자연스럽게 한다.

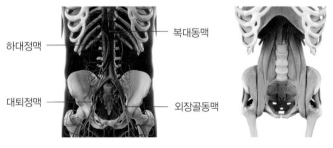

하대정맥 — 복대동맥

대퇴정맥 — 외장골동맥

그림 5-4 동맥과 정맥, 장요근

 효과

- 소화를 돕고, 가스를 제거해 위장 장애에 효과적이다.
- 척추 뒷면의 스트레칭과 둔근 강화를 돕고, 골반의 안정성을 높인다.
- 고혈압과 허리 통증을 완화한다.
- 부교감신경을 활성화한다.

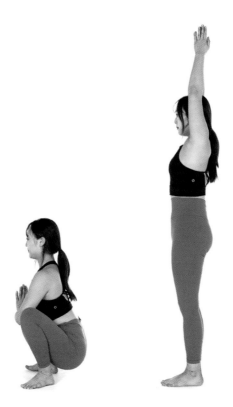

말라아사나 or 요가스쿼트

말라아사나(malasana)에서 말라(mala)는 '화환'을 뜻하며, '요가스쿼트(yoga squat)'라고도 한다. 체간의 중력을 그대로 느끼면서 고관절의 이완을 유도하는 자세다. 앉은 자세에서는 날숨이 일어나고, 숨이 나갈 때 물라반다와 함께 미골을 약간 접는다. 그리고 날숨 후 멈춘다. 올라올 때는 숨을 들이쉬는데, 힘의 방향성이 중요하다. 엉덩이를 뒤로 밀지 말고 발바닥이 지면을 미는 힘을 이용해 하체의 힘으로 올라오면서 숨을 마신다. 이때 어깨의 힘을 빼는 것이 중요하다.

 효과

- 하체의 힘과 둔근을 강화해, 골반의 안정화에 기여한다.
- 고혈압과 허리 통증을 완화한다.
- 부교감신경을 활성화한다.

카와찰라아사나 변형

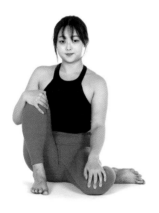 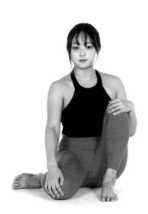

카와찰라아사나(kauva chalasana) 변형은 고관절 외측 인대와 근위 근육을 스트레칭해 관절의 공간을 확보하고, 관절 가동 범위를 넓히며, 주로 고관절의 내회전에 관여한다. 좌골은 바닥에 대고 척추를 바르게 세운다. 이 자세를 수련하면 처음에는 무릎 내측에 통증이 생길 수 있다. 시간이 지나면 통증이 사라진다. 내측 근막의 탄성이 약한 결과로 본다. 고관절과 무릎관절 굴곡, 발관절 족배근의 굴곡 형태를 띤다. 하지의 모든 관절이 굴곡 형태로 내측 근육과 근막에 영향을 준다. 무릎과 발목에 문제가 있거나 발가락에 통증이 있는 경우, 자격을 갖춘 비니요가 전문가의 세심한 지도가 필요하다.

 효과

- 변비에 도움이 된다.
- 다리의 혈액순환에 좋다.

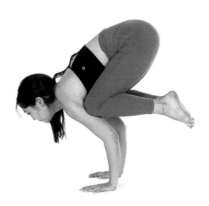

바카아사나

바카아사나(bakasana)에서 바카(baka)는 '두루미'를 뜻한다. 겨드랑이 바로 뒤쪽에 무릎을 붙이거나, 겨드랑이 근처 팔 윗부분에 정강이를 붙이는 식으로 개인에 따라 적용 방법이 다르다. 하타비니요가는 광배근의 기능과 상완골두의 움직임에 집중한다. 즉 근육의 힘과 관절을 사용한다.

손바닥과 손목에 대한 부분은 카크라바카아사나에서 간단히 설명했다. 손바닥은 지면에 밀착하고, 손목은 15° 정도 외전 한다. 손은 회내 형태가 되고, 요골이 척골 위로 올라간다. 힘의 방향은 요골에 집중해야 한다. 이때 상완골은 외회전으로 만들어야 견봉과 대결절의 충돌을 방지할 수 있다.

상완의 근육과 삼각근, 능형근, 전거근, 광배근을 사용하며, 골반과 고관절에는 장요근과 복직근의 활성도가 크다.

 효과

- 어깨를 안정화하고 강화한다.
- 손바닥이 지면을 미는 힘을 이용한 균형 감각이 발달한다.
- 팔의 근력을 강화한다.
- 복부 기관의 수축에 따른 복압의 증가와 감소 작용으로 장에 유익하다.

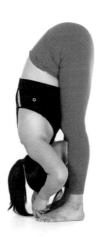

파당구스타아사나

파당구스타아사나(padangusthasana)에서 파다(pada)는 '발', 앙구스타(angusth)는 '엄지발가락'을 뜻한다. 이 자세는 골반을 전방 회전하고 엄지발가락에 체중을 실어 슬괵근의 신장성 수축이 일어난다. 발끝에 중심을 두고 골반을 회전하는 이유는 좌골에서 기시해 경골과 비골에 정지하는 슬괵근을 효율적으로 신장하고, 무릎관절의 공간을 만드는 방법이기 때문이다.

 효과

- 복부 기관을 자극해 장의 가스를 제거한다.
- 변비에 효과적이며, 소화력과 위장 질환에 도움이 된다.

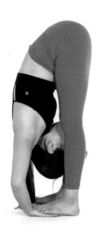

파다하스타아사나

파다하스타아사나(pada hastasana)에서 파다(pada)는 '발', 하스타(hasth)는 '손'을 뜻한다. 상체를 앞으로 굴곡 해 손 위에 발을 놓은 자세로, 파당구스타아사나보다 깊게 들어가지만 기능은 거의 같다.

 효과

- 소화력에 영향을 준다.
- 간과 비장의 기능이 좋아진다.
- 복부 기관의 수축에 따른 복압 증가와 감소 작용으로 장과 위장병에 유익하다.

아도무카스바나아사나 변형

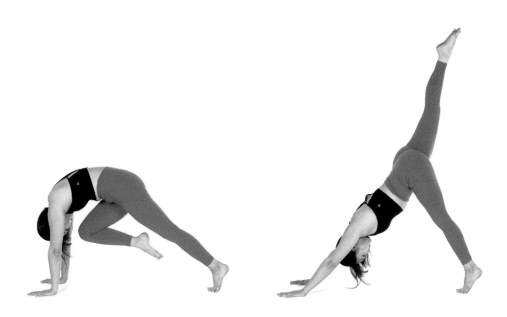

아도무카스바나아사나 변형은 '하이킥'이라고도 한다. 요가 프로그램에서 빠지지 않는 자세로, 정확한 힘의 분배와 균형이 필요하다. 즉 네 발 지지 기반에서 세 발 지지 기반으로 갈 때, 손과 골반의 중심점을 찾는 것이 중요하다. 힘의 분배를 통한 균형이기 때문이다. 원숭이가 나뭇가지에 매달리는 것과 같이 손으로 상체와 골반을 지탱하지만, 자연스럽게 매달린다는 느낌으로 하면 척추와 어깨에 공간이 만들어져 척수의 흐름에 도움을 준다.

 효과

- 피로를 없애고, 활력과 원기를 북돋운다.
- 발목의 기능에 도움이 되고, 종아리(비복근)의 경직을 풀어준다.
- 횡격막이 흉강 쪽으로 움직이기 쉬운 구조로, 날숨에 집중할 수 있다.

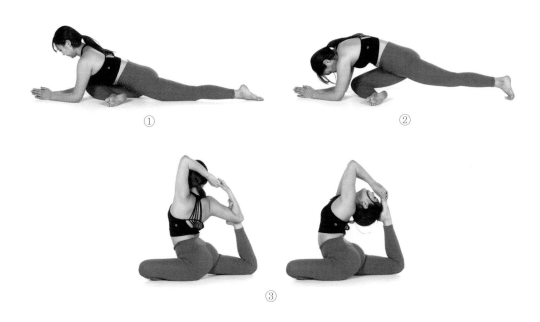

에카파다라자카포타아사나

①   ②

③

에카파다라자카포타아사나(eka pada rajakapotasana)에서 에카(eka)는 '하나', 파다(pada)는 '다리'나 '발', 라자카포타(rajakapota)는 '비둘기의 왕'을 뜻한다. 이 자세는 모양과 형태보다 호흡에 관심을 둔다. ① 들숨이 일어날 때 척추를 길게 만들고, 가성늑골의 움직임을 알아차리고 어깨는 힘을 빼야 한다. 즉 긴장하면 프라나의 흐름이 막힌다.

②는 날숨에 주의를 집중해야 한다. 날숨이 일어나면 흉곽을 내리고 물라반다와 함께 복횡근을 강하게 수축해 멈춤을 만들어야 한다. 발끝은 신경과 근육의 연결을 위해 사용한다. 이어지는 동작은 양손을 어깨 아래 지면에 두고 상체를 들어 올려 팔굽혀펴기 한다. 처음에는 팔을 신전한 상태에서 상체만 올리고 내린 다음, 힘이 생기면 팔을 굽혀 실행한다. 팔굽혀펴기 능력과 심혈관 질환 위험은 반비례 관계가 있다.

 효과

- 피로를 없애고, 활력과 원기를 북돋운다.
- ②는 어깨의 안정성과 흉근, 팔의 힘을 강화하고, 심혈관 질환에 좋은 영향을 준다.
- 자누시르사아사나의 역동작으로 척추 하부, 특히 제11~12흉추의 혈액순환을 원활히 한다.
- 비뇨기 질환에 도움이 된다.
- 갑상샘과 부갑상샘, 부신, 생식샘에 혈액을 공급하고 기력을 증강하며, 성욕을 조절하는 데 도움이 된다.

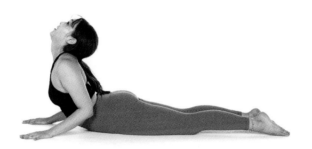

부장가아사나

부장가아사나(bhujangasana)의 부장가(bhujanga)는 '뱀'을 뜻한다. 손으로 상체를 들어 올리는 것이 아니라, 손가락을 붙여 흉추의 힘으로 상체를 젖히는(신전) 자세다. 2회 동작하고 한 번 유지한다. 숨을 들이마시면서 치골을 기준으로 상체를 젖힌다. 손과 다리로 상체의 체중을 지지하며 자세를 유지한다.

다른 방법은 숨을 들이쉬며 손바닥으로 지면을 힘 있게 누르면서 몸통을 세운다. 하타비니요가에서는 손은 가볍게 상체를 지지하고, 흉추의 힘으로 들어 올리는 것을 권장한다. 뱀은 손이 없고 몸통과 꼬리가 하나이기 때문이다.

요통에는 다양한 병변이 있다. 자격을 갖춘 비니요가 전문가의 세심한 지도가 필요하다.

 효과

- 척추를 바르게 한다.
- 허리를 강화한다.

살라바아사나 변형

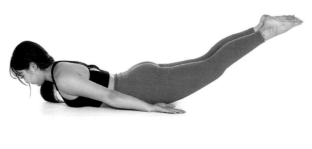

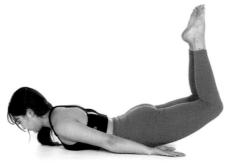

숨을 들이마시면서 머리와 가슴, 다리를 최대한 높이 들어 올린다. 손등은 바닥을 지지하고, 늑골은 지면에 접촉하지 않는다. 복부 앞부분을 지면에 접촉하고 체중을 그 위에 놓는다. 이때 복부에는 힘이 들어가지 않고, 복대동맥과 하대정맥에 집중한다.

 효과

- 척추와 골반의 안정화에 도움을 준다.
- 소화력이 좋아지고, 위와 장의 가스를 제거한다.
- 대둔근을 강화해 심혈관 질환과 당뇨, 고혈압에도 좋은 영향을 준다.
- 방광과 전립샘에 영향을 준다.

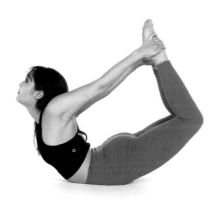

다누라아사나

다누라아사나(dhanurasana)의 다누(dhanu)는 '활'을 뜻한다. 머리를 들고 복부가 중심이 되어 손으로 발목을 잡고, 들숨에 다리는 들고 상체는 젖힌다(신전). 다리는 뒤 45° 방향으로 뻗고, 손의 힘을 빼고 유지한다. 즉 다리의 힘 방향으로 순응한다. 늑골과 골반은 지면에 닿지 않고, 오직 복부로 체중을 지탱한다.

 효과

- 어깨와 골반의 안정화에 도움을 준다.
- 소화력이 좋아지고, 위와 장의 가스를 제거한다.
- 대둔근을 강화해 심혈관 질환과 당뇨, 고혈압에도 좋은 영향을 준다.
- 방광과 전립샘에 영향을 준다.

우타나아사나

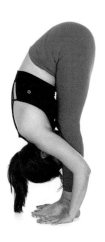

우타나아사나(uttanasana)의 접두어 ut-는 '숙고하고 강렬함', 동사 tan은 '신장하다(늘리다)'라는 뜻이다. 숨을 내쉬면서 이마가 무릎이나 정강이에 붙도록 한다.

 효과

- 위와 간, 비장, 신장의 기능에 도움을 준다.
- 심장박동 수가 떨어지고, 척추 신경에 활력을 준다.
- 마음이 평온해진다.

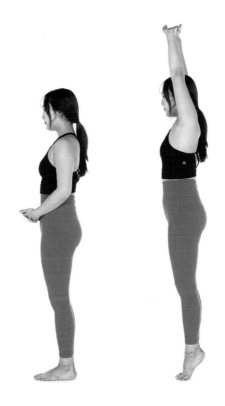

우르드바하스타아사나

우르드바하스타아사나(urdhva hastasana)의 우르드바(urdhva)는 '위로', 하스타(hasta)는 '손'을 뜻한다. 즉 손을 위로 올린다는 의미로, '야자수 자세'라고도 한다. 하타비니요가의 탈라아사나(talasana)는 발끝으로 서는 점이 다르다. 비복근의 수축과 이완을 활용해 정맥의 흐름을 원활히 한다. 흉곽을 골반 쪽으로 내리고, 척추 쪽으로 붙이는 느낌으로 한다.

 효과

- 정맥혈의 흐름에 영향을 준다.
- 균형 감각 활성화에 도움이 된다.
- 전신 근막 기능에 영향을 준다.
- 소화 기능에 도움을 준다.

아르다파르스보타나아사나

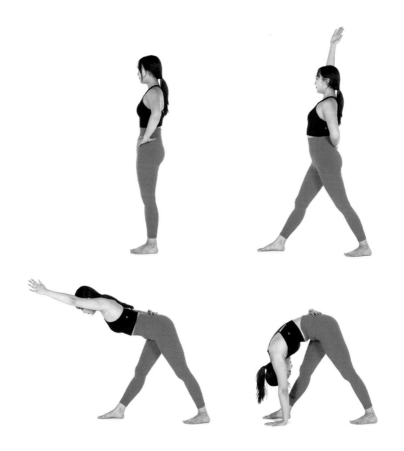

아르다파르스보타나아사나(ardha parsvottanasana)의 아르다(ardha)는 '반', 파르스바(parsva)는 '측면' '옆구리', 우타나(uttana)는 '강하게 늘리다'라는 뜻이다. 이 자세는 골반의 중립에서 시작해 척추가 지면과 수평 지점에 잠시 머물고, 척추를 둥글게 한 뒤 머리가 무릎으로 가게 하는 것이 중요하다. 이때 날숨이 일어나고, 날숨 후 멈춘다. 보폭과 보간을 자기 신체 구조에 맞게 조정해야 골반의 중립을 만들 수 있다.

 효과

- 위와 간, 비장, 신장의 기능에 도움을 준다.
- 심장박동 수가 떨어지고, 척추 신경에 활력을 준다.
- 마음이 평온해진다.
- 슬곡근과 어깨의 긴장을 풀어준다.
- 균형 감각을 활성화한다.
- 마음이 평온해진다.

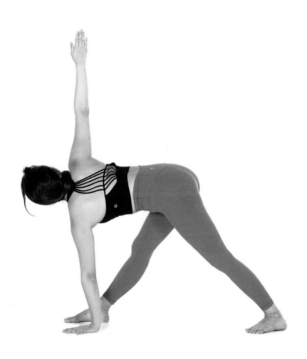

파리브르타트리코나아사나

파리브르타트리코나아사나(parivrtta trikonasana)의 파리브르타(parivrtta)는 '회전', 트리코나(trikona)는 '삼각형'을 뜻한다. 우티타트리코나아사나의 발전된 자세로, 확실히 더 복잡하다. 상체의 굴곡과 뒤틀림으로 구성된다. 자세의 안정성을 얻기 위해 균형 감각과 지지면의 안정성, 골반의 균형이 필요하다.

 효과

- 다리를 강화한다.
- 허리 통증을 완화한다.
- 복부에 있는 기관을 자극해 활성화한다.
- 균형 감각을 향상한다.

비라바드라아사나

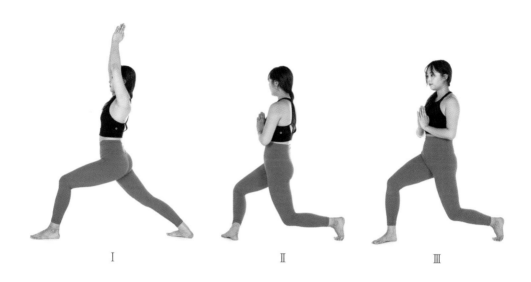

| I | II | III |

비라바드라아사나(virabhadrasana)의 비라바드라(vira는 '영웅', bhadra는 '기사')는 칼리다사 (Kālidāsa)가 쓴 〈군신 쿠마라의 탄생(Kumārasambhava)〉에서 시바(Śiva)의 머리카락으로 창조된 전쟁 영웅의 이름이다. 〈군신 쿠마라의 탄생〉은 시바와 파르바티(Pārvatī)의 아들 카르티케야(쿠마라는 별명)의 탄생을 그린 서사시다.

비라바드라아사나 I을 제외한 나머지 자세를 변형했다. II는 앞쪽 다리는 발목관절을 외전 하고 무릎관절과 고관절은 외회전 형태로, 뒤쪽 다리는 무릎 굴곡, 발목을 배측 굴곡 한 자세다. III은 앞쪽 다리는 II와 반대 움직임을 만들고, 뒤쪽 다리는 동일하다.

비라바드라아사나 I, II, III에 케틀벨의 저항을 이용한다. 이 과정이 필요한 이유는 근육 의 불균형에 적용하는 치유비니요가에 활용하기 때문이다.

 효과

- 관절을 강화하고, 허리 통증을 완화한다.
- 혈액순환을 원활히 한다.
- 균형과 안정성을 향상한다.
- 스트레스를 해소한다.
- 어깨, 허벅지, 다리, 팔, 발목을 강화한다.
- 가슴을 확장해 호흡량과 기능을 향상한다.
- 목과 어깨의 경직을 풀어준다.
- 마음을 진정하고, 집중력을 향상한다.

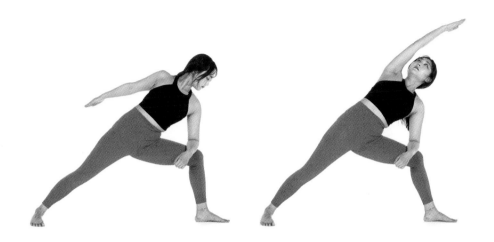

우티타파르스바코나아사나

우티타파르스바코나아사나(utthita parsvakonasana)에서 우티타(utthita)는 '팽창' '뻗음', 파르스바(parsva)는 '측면' '옆구리', 코나(kona)는 '각'을 뜻한다. 날숨이 일어날 때 시선은 발끝을 보고, 들숨이 일어날 때는 손바닥을 본다. 굴곡 한 다리 쪽의 팔은 무릎 위에 두지만, 기대지 않고 상체의 힘으로 측면의 중력을 이겨야 한다. 팔꿈치와 무릎 위는 가벼운 접촉이 일어날 뿐이다. 전완(손바닥)의 회내와 회외 동작으로 상완골두와 견갑골의 불균형, 흉쇄유돌근의 불균형을 바르게 한다.

 효과

- 다리를 강화한다.
- 어깨의 통증을 완화한다.
- 상부 신체 구조의 불균형을 치유하는 데 영향을 준다.

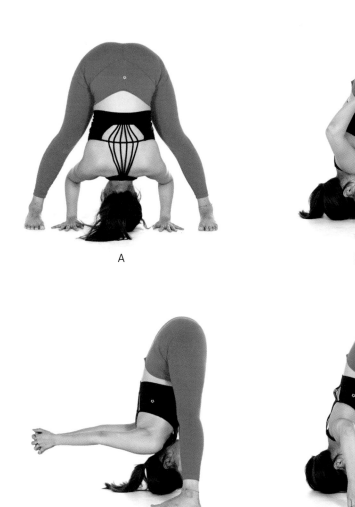

프라사리타파도타나아사나

A

B

C

D

프라사리타파도타나아사나(prasarita padottanasana)의 프라사리타(prasarita)는 '늘리다', 파다(pada)는 '발'을 뜻한다. 숨을 내쉬며 고관절 깊은 곳부터 몸을 앞으로 굽히고, 골반(특히 천골과 미골)을 뒤꿈치 쪽에서 멀어지도록 해 높이 들어 올린다. 양손은 지면에 어깨너비로 단단히 붙인다. 이때 손가락 끝은 발끝과 수평이 되도록 한다. 숨을 들이마실 때는 고개를 들어 척추가 지면과 수평이 되도록 하고, 척추 마디 사이에 공간을 확보하는 느낌으로 축성 신장한다. 발바닥은 지면에 밀착하되, 엄지발가락에 힘을 주는 것이 중요하다. 무릎의 공간과 관련이 있다.

이 자세는 무릎을 지나치게 신전할 때 주의해야 한다. 무릎 뒤쪽에는 오금에 비복근이 붙고, 경골과 비골에는 슬괵근이 붙어 서로 당기는 구조로 움직이면 무릎관절의 압박이 가중되기 때문이다. 이를 방지하기 위해 발끝에 자연스럽게 힘을 줘야 한다(아도무카스바나아사나도 동일). 들숨이 일어나면 몸을 들어 올리고(흉강의 확장), 내쉬는 숨과 함께 몸을 아래로 내린다(흉강의 축소). 숨과 동작의 일치는 어지러움을 예방하고, 균형을 유지하는 데 도움을 준다.

근막 차원에서는 표면 후방선(등 뒤)을 강하게 스크레칭하는 자세다. 표면 후방선은 족저의 족저면, 족저근막과 단족지굴근, 종골, 아킬레스건과 비복근, 슬괵근, 좌골결절, 좌골신경, 둔근, 천결인대, 척추기립근, 후두하근, 후두골을 지나 전두골 근막으로 구성된다. 표면 후방선의 긴장이 크면 척추전만과 과신전을 초래하기도 한다. 파스치모타나아사나, 우타나아사나, 아도무카스바나아사나, 할라아사나가 표면 후방선에 좋다. A는 손과 발이 수평이고, B는 손으로 장골능을 잡는다. C는 깍지 낀 손이 전면의 지면과 수평을 이루고, D는 손으로 엄지발가락을 잡는다.

효과

- 표면 후방선과 슬괵근을 강하게 펴준다.
- 어깨의 통증을 완화한다.
- 좌골신경통과 소화, 배설에 도움이 된다.
- 균형 감각을 활성화한다.
- 두통과 피로, 우울증에 도움을 준다.

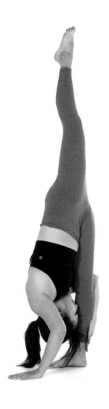

우르드바프라사리타에카파다아사나

우르드바프라사리타에카파다아사나(urdhva prasarita eka padasana)의 우르드바(urdhva)는 '곧추선' '위에', 프라사리타(prasarita)는 '늘리다', 에카(eka)는 '하나', 파다(pada)는 '발'을 뜻한다. 날숨에 몸통을 앞으로 구부리며 오른손으로 발목 뒷부분을 잡고, 왼손은 오른발 옆에 두고 머리나 턱을 오른쪽 무릎 가까이 댄다. 왼쪽 다리를 공중에 최대한 높이 들고 유지한다.

 효과

- 슬괵근을 강하게 펴준다.
- 다리를 강화하고, 균형 감각을 키운다.
- 간과 신장의 기능을 활성화한다.

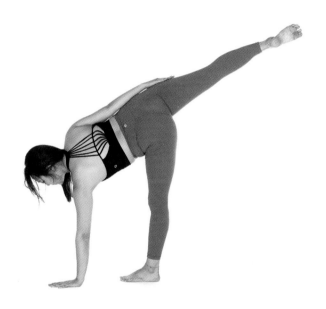

아르다찬드라아사나

아르다찬드라아사나(ardha chandrasana)의 아르다(ardha)는 '절반', 찬드라(chandra)는 '달'을 뜻한다. 측면으로 서서 한 손과 한 발로 균형을 잡는 동작이다. 오른쪽 다리를 똑바로 세우고 지면에서 평행이나 45°로 올린다. 발끝으로 강하게 배측 굴곡이나 저측 굴곡을 한다. 시선은 머리 아래로 해 손을 바라보는 자세와 머리를 돌려 오른손을 뻗고 손가락을 바라보는 자세다(중급). 골반이 확장하는 느낌, 즉 측면으로 골반이 바르게 열려야 한다.

 효과

- 슬괵근을 강하게 펴준다.
- 발목과 다리를 강화하고, 균형 감각을 키운다.

우카타아사나 Ⅰ

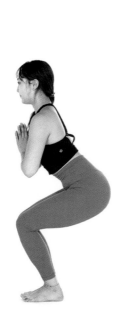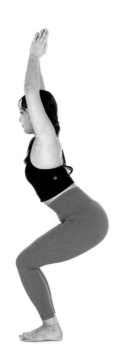

우카타아사나(utkatasana)의 우카타(utkata)는 '강함'을 뜻한다. 의자에 앉은 모양과 비슷해서 '의자 자세'라고도 한다. 시선을 아래로 하고 무릎이 엄지발가락을 넘지 않도록 하며, 대퇴골을 뒤로 미는 것이 중요하다. 이때 체중은 뒤꿈치에 둔다. 제11~12흉추를 기준으로 체간의 신전을 유지하고, 어깨의 힘을 빼고 호흡한다. 손은 합장해서 가슴 앞에 두거나 머리 위로 올린다. 마지막에는 뒤꿈치를 들어 올린다. 어깨와 고관절, 발목의 힘을 강화하기 위해 케틀벨을 사용한다.

 효과

- 어깨의 경직을 풀어준다.
- 다리를 강화하고, 균형 감각을 키운다.
- 횡격막이 들려 심장을 마사지해준다.

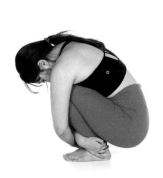

우카타아사나 Ⅱ

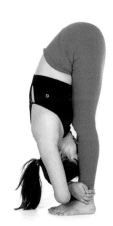

우카타아사나 Ⅱ는 날숨과 함께 더 깊이 내려가 쪼그려 앉아 척추를 강하게 굴곡 하고, 양손은 교차해 발목 뒤를 잡는다. 들숨에 상체를 세우고, 날숨에 머리를 정강이에 둔다. 상체의 척추 관절과 상지의 관절, 하지의 관절 기능을 활성화하는 자세다. 둔근과 복직근, 대퇴사두근을 강화하기 위해 케틀벨을 사용한다.

 효과

• 전신의 관절을 풀어준다.
• 복부 기능을 활성화한다.
• 등의 통증을 완화한다.

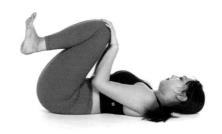

아파나아사나

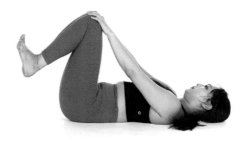

아파나아사나(apanasana)의 아파나(apana)는 '아래로 움직이는 생명의 에너지'를 뜻한다. 요가 수행 중 다음 동작으로 전환할 때 골반의 안정화를 유도하는 자세다. 누운 상태에서 빈야사 역할을 한다. 날숨에는 등을 지면에 대고 양 무릎을 붙여 가슴 쪽으로 당긴다. 들숨에는 천골 면과 무릎관절이 90°를 유지한다.

 효과

- 장내 독소를 제거하는 데 도움을 준다.
- 복부의 기능을 활성화하며, 긴장을 풀어준다.
- 등의 통증을 완화한다.
- 골반을 중립 상태로 만들어 긴장을 풀어준다.

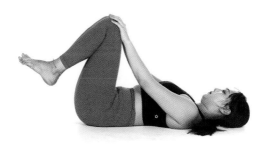

숩타받다코나아사나

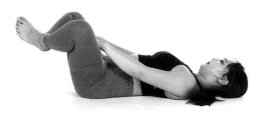

숩타받다코나아사나(supta baddha konasana)의 숩타(supta)는 '기대는 것', 받다(baddha)는 '구속된' '속박된', 코나(kona)는 '각'을 뜻한다. 등을 대고 누워 무릎을 굽히고 발을 엉덩이 가까이 둔다. 들숨에 무릎을 넓게 외전 한다. 날숨에는 천천히 호흡에 맞춰 무릎을 모은다. 천골 면과 요추는 바닥에 붙어야 한다.

 효과

- 고관절을 활성화한다.
- 고관절 내전근과 코어 근육, 복직근을 활성화한다.

자타라파리바르타나아사나 변형

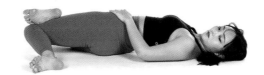

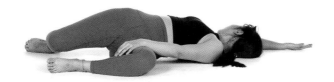

자타라파리바르타나아사나(jathara parivartanasana)의 자타라(jathara)는 '복부', 파리바르타나(parivartana)는 '전환된' '방향을 바꾸는' '회전하는'을 뜻한다. 양 무릎을 어깨너비로 세우고 한 다리를 반대쪽 무릎 위에 올려 내린다. 이때 한 손은 가성늑골에, 다른 손은 하복부에 두고 호흡을 확인한다. 이 과정이 끝나면 손을 회전해서 머리 위로 올리고, 양 무릎은 반대로 해 측면을 스트레칭한다. 측면 늑골의 긴장을 풀어 호흡 기능을 향상하고, 고관절의 공간을 확보하기 위한 작업이다.

 효과

• 간과 비장, 췌장에 좋은 영향을 준다.

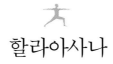

할라아사나

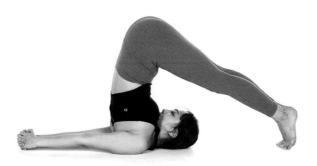

할라아사나(halasana)의 할라(hala)는 '쟁기'를 뜻한다. 티베트나 인도에서 사용하는 쟁기 모양과 비슷해서 붙은 이름이다. 쟁기는 땅을 파는 도구다. 땅은 사람이니, 사람 속에 숨겨진 보물을 찾는 도구다.

바닥에 누워 무릎을 굽혀 가슴으로 당긴 다음 발을 천장 쪽으로 뻗으며 다리를 수직으로 만들고 자연스럽게 다리를 정수리 쪽으로 넘긴다. 유연성에 따라 허리를 받치는 자세, 손을 바닥에 두는 자세, 깍지 낀 자세를 실행한다.

 효과

- 어깨와 목의 긴장을 완화한다.
- 위의 기능에 도움을 주고, 장내 가스를 제거하는 데 효과적이다.
- 갑상샘 기능과 고혈압, 당뇨병에 도움이 된다.
- 척추의 긴장을 풀고, 어깨를 펴준다.
- 폐와 생식기관을 자극한다.
- 요통, 두통, 불면증에 도움을 준다.

살람바사르방가아사나

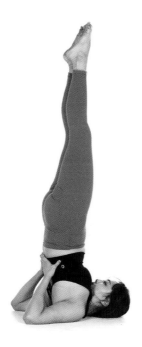

살람바사르방가아사나(salamba sarvangasana)의 살람바(salamba)는 '지탱하는' '받치는', 사르방가(sarvanga)는 '몸'을 뜻한다. 가장 오래된 아사나로, '아사나의 어머니' '아사나의 여왕'이라고 불린다. 설사, 두통, 고혈압, 월경, 경추 통증이 있으면 이 자세를 삼간다.

 효과

- 뇌를 진정하고, 스트레스와 가벼운 우울증을 완화한다.
- 갑상샘과 전립샘, 복부 기관에 영향을 준다.
- 어깨와 목의 신근을 펴준다.
- 소화 기능이 좋아진다.
- 폐경기에 나타나는 증상을 완화한다.
- 피로를 줄이고, 불면증에 도움을 준다.

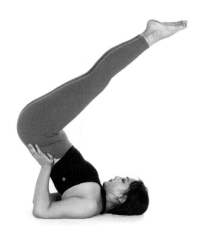

비파리타카라니

비파리타카라니(viparita karani)의 비파리타(viparita)는 '거꾸로' '뒤집어진', 카라니(karani)는 '일을 하다' '자세'를 뜻한다. 바르게 누운 자세에서 팔을 받침대 삼아 몸통과 다리를 45° 정도로 세운다. 이때 두직근의 자극에 집중해야 한다. 임산부, 눈에 문제가 있는 경우(녹내장), 경추에 문제가 있는 경우, 고혈압이나 탈장이 있는 사람은 삼간다.

 효과

- 혈액순환을 원활히 한다.
- 노화 방지에 도움을 준다.
- 경미한 우울증과 불면증을 완화한다.
- 다리근육의 피로를 풀어준다.
- 마음을 진정한다.
- 면역 체계를 개선한다.
- 복부 기관에 신선한 혈액과 림프를 공급한다.
- 후두골과 환추의 공간을 만들고, 두직근을 이완한다.

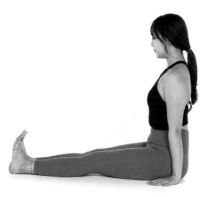

단다아사나

단다아사나(dandasana)의 단다(danda)는 '막대기'를 뜻한다. 좌골과 두개골을 연결하는 척추를 축성 신장해서 신체를 정렬하는 능력을 향상하는 자세다. 앉아서 하는 모든 아사나의 기준이 된다.

 효과

- 등의 근육을 강화한다.
- 심장에 좋은 영향을 준다.
- 좌골신경통을 완화한다.
- 마음을 진정하고, 스트레스 해소와 집중력에 도움이 된다.

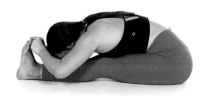

파스치모타나아사나

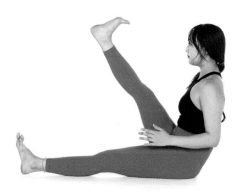

파스치모타나아사나(paschimottanasana)의 파스치마(paschima)는 '서쪽' '몸의 뒷부분'을 뜻한다. 다리를 펴고 앉아 엄지와 검지로 엄지발가락을 잡고 날숨에 상체를 다리 쪽으로 내린다. 발을 잡는 형태는 첫 번째 엄지발가락 잡기, 두 번째 발바닥 잡기, 세 번째 발바닥 앞으로 손목 잡기다. 다음 단계는 날숨에 한쪽 다리를 들어 장요근과 반다의 기능을 활성화한다.

 효과

- 간과 비장, 신장의 기능을 활성화해 소화를 돕는다.
- 심장에 좋은 영향을 준다.
- 골반과 생식샘에 충분한 혈액을 공급한다.
- 뇌를 진정하고, 스트레스와 가벼운 우울증을 완화한다.
- 척추와 어깨, 슬괵근의 유연성에 도움을 준다.
- 월경불순과 폐경기에 나타나는 증상을 완화한다.
- 두통과 불안을 완화하고, 피로 회복에 도움이 된다.

자누시르사아사나

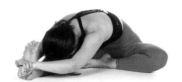

자누시르사아사나

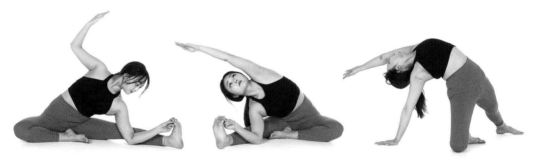

파리브르타자누시르사아사나

자누시르사아사나(janu sirsasana)의 자누(janu)는 '무릎', 시르사(sirsa)는 '머리'를 뜻한다. 앉아서 한쪽 다리를 바닥에 뻗고 다른 다리는 무릎을 접는다(무릎관절 굴곡). 두 손으로 뻗은 발을 잡고 머리는 무릎 위에 붙인다. 치유비니요가에서 골반의 중립을 통해 척추 측만을 다스리는 자세로 활용한다. 무릎을 접은 다리의 고관절 외회전 각에 따라 척추 형태가 바뀌기 때문이다.

자누시르사아사나의 변형인 파리브르타자누시르사아사나(parivrtta janu sirsasana)에서 파리브리타(parivrtta)는 '회전'을 뜻한다. 몸통을 비틀어 돌리고, 한 손으로 엄지발가락을 잡고 팔을 뻗어 옆구리를 최대한 스트레칭한다. 이후 전신 스트레칭을 하고 양손으로 뻗은 발을 잡고 몸통을 회전해 머리를 돌려 위를 본다.

 효과

- 간과 비장, 신장의 기능을 활성화한다.
- 전립샘 기능에 도움이 된다.
- 척추의 혈액순환을 촉진한다.

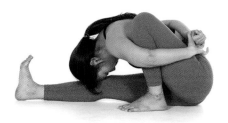

마리차아사나

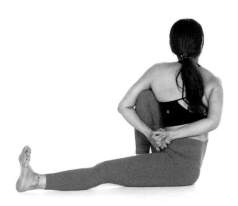

마리차아사나(maricyasana)는 힌두교의 우주 창조신 브라흐마(Brāhma)의 아들 마리치(Marichi)의 이름에서 유래하며, '앉는 자세'를 뜻한다. 이 자세는 《하타프라디피카》에서 발견되지 않는다. 1934년 크리슈나마차리아가 가르쳤고, 아헹가(B. K. S. Iyengar)와 파타비 조이스(Pattabhi Jois)의 요가 프로그램에 등장한다. 이 자세는 굴곡과 비틀기다. 마리차는 '빛을 다스리는 자'로 광선을 의미한다. 깊은 날숨 후 멈춤이 길어질 때, 복부의 아그니(Agni)를 깨우는 데 도움을 준다.

 효과

- 복부 기관 주변의 혈액순환을 원활히 해, 소화력에 도움이 된다.
- 팔과 어깨, 다리를 강화한다.
- 견관절에 공간을 만들어 어깨 통증을 완화한다.
- 월경불순과 월경통에 영향을 준다.
- 허리 통증을 완화한다.
- 인내심을 키운다.

차투스파다피담

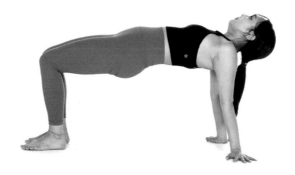

차투스파다피담(catuspadapitham)은 '게'를 뜻하는 산스크리트 단어에서 유래한 이름이며, '테이블 자세'라고도 한다. 다리를 어깨너비로 벌리고 손을 뒤로 해서 지면에 붙인다. 들숨에 무릎과 골반과 어깨가 직선이 되게 한다. 이때 손의 방향에 주의한다. 굴곡 자세에서 오는 피로를 풀어준다. 손목과 목에 부상을 당했거나 임신, 월경 중에는 삼간다.

 효과

- 신체의 불균형을 바로잡는 데 도움이 된다.
- 팔과 어깨, 다리를 강화한다.
- 신체의 스트레스를 풀어준다.

세투반다아사나

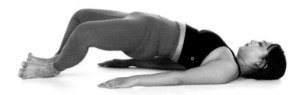

세투반다아사나(setu bandhasana)의 세투(setu)는 '다리[橋]', 반다(bandha)는 '견고함'을 뜻한다. 등을 대고 누워 무릎을 세운 다음 받다코나아사나(baddha konasana, 나비 자세)를 만들고, 뒤꿈치를 붙이고 발을 45° 방향으로 외회전 한 뒤, 들숨에 골반을 수직으로 들어 올린다. 이때 고관절을 더 외회전 하고 무릎도 외회전 하는 힘을 이용해 골반을 올린다. 강력한 대퇴골의 외회전 근육이 작용한다. 치유비니요가는 내반슬과 외반슬에 따라 세투반다아사나를 달리 적용한다.

 효과

- 심혈관 질환에 좋은 영향을 준다.
- 허리를 강화한다.
- 대둔근을 강화하고, 'O 자형' 다리 교정에 도움을 준다.

드위파다피담

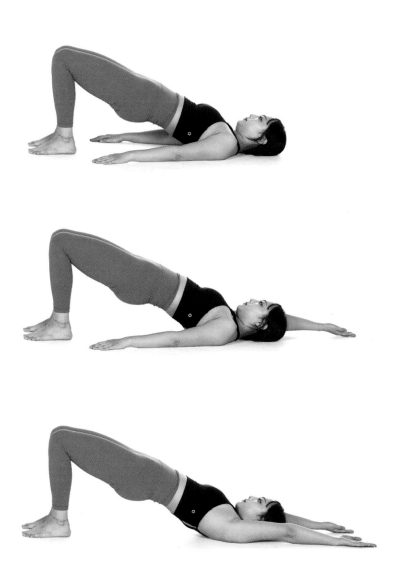

드위파다피담(dvipada pitham)은 '두 발 지지 자세' '브리지 자세'라고 하며, 편안함을 느낄 수 있는 신전 자세다. 체간의 전면부와 어깨, 골반부와 하지를 신장성 수축으로 강화한다. 고관절을 지나는 장요근, 호흡근인 늑간근과 횡격막, 견갑골과 상완골의 관절 부위, 하지의 전면부를 늘리고 강화한다.

관절마다 힘의 방향성이 중요하다. 발목관절과 발바닥은 지면에 완전히 접촉하고, 지면을 밀어내면서 에너지의 흐름을 무릎으로 전달해야 한다. 이 에너지는 무릎으로 전달된 힘이 대퇴를 지나 골반에 이르게 해서 골반을 밀어 올린다. 나머지 에너지는 요추와 흉추를 지나 가슴을 향해 흐르고, 흉곽을 수직으로 들어 올리는 것이 아니라 45° 방향으로 밀어 올린다.

견갑대는 외회전으로 어깨를 여는 느낌을 만들어야 한다. 머리와 목은 축성 신장한다. 손바닥은 지면과 밀착하고 누른다. 팔과 골반이 동일한 속도로 움직여야 한다. 마니푸르 차크라, 아나하타차크라, 비슈다차크라(visuddha cakra)에 영향을 준다. 뒤로 넘길 때 손등이 바닥에 닿는 속도가 오른쪽과 왼쪽이 다름을 알 수 있다. 턱이 위로 들리는 경향도 알아차려야 한다(턱은 흉골에 붙인다).

에너지는 들숨에 발바닥에서 골반으로, 골반에서 미골로, 미골에서 골반과 천골, 요추, 흉추, 경추를 통해 머리로 흐른다. 날숨에는 머리에서 경추를 지나 역으로 흐른다.

요가 아사나는 굴곡과 신전 동작이 있다. 굴곡 자세는 내면(명상)으로 향하고, 신전 자세는 현실로 향하는 실천적 에너지(사랑)다.

 효과

- 견관절의 굴곡, 외전과 내전, 외회전과 내회전으로 어깨 질환을 예방한다.
- 발의 변형과 견관절의 불균형을 바로잡는 데 도움이 된다.
- 허리를 강화한다.
- 호흡 기능을 활성화한다.

우르드바프라사리타파다아사나

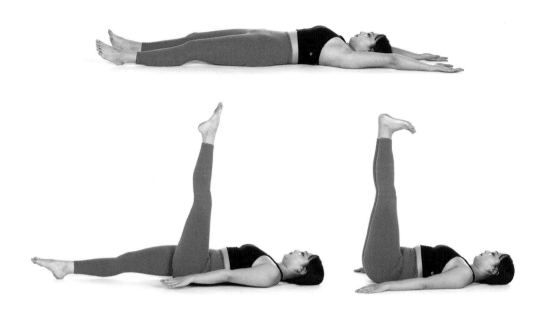

우르드바프라사리타파다아사나(urdhva prasarita padasana)의 우르드바(urdhva)는 '곧추선' '높은', 프라사리타(prasarita)는 '늘리다' '확장하다', 파다(pada)는 '다리' '발'을 뜻한다. 일반적으로 '뻗어 나가는 발 자세'라고 한다. 편한 동작처럼 보이지만 신체의 핵심이 되는 코어 근육(복횡근, 골반저근, 다열근)을 강화한다. 호흡근(횡격막)의 조절과 강화에도 도움을 준다. 골반과 요추의 움직임(장요근, 복직근)에 따른 역학적 관계가 코어 근육을 강화한다. 들숨에는 흉강과 복강이 확장되고, 날숨에는 흉강과 복강이 축소된다는 것을 알고 호흡을 조절해야 한다.

 효과

- 복부의 지방을 제거한다.
- 허리를 강화한다.
- 위장 장애를 완화하고, 장내 가스를 제거하는 데 도움이 된다.

사바아사나

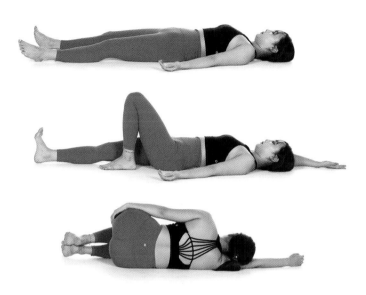

《하타프라디피카》 1장 32절에 있는 사바아사나(savasana)의 사바(sava)는 '시체'를 뜻한다. 죽은 사람처럼 등을 바닥에 대고 눕는 '송장 자세'다. 이 아사나의 목적은 주검처럼 되는 것이다. 육신의 죽음은 영이 떠나고 생명의 호흡이 다한 상태다. 죽음의 형태는 움직임이 없다. 흙으로 돌아간다. 초상(初喪, 처음 죽음을 맞이하는 것)이 육신의 죽음이다. 영은 어디로 가는가? 우리는 영원하다는 말을 한다. 시공을 초월해 끝없이 지속되며, 일시(一始)가 곧 무시(無始)가 되는 것이다. 태극의 원리다.

깊은 통찰을 거쳐 영성의 삶이 존재하는 것을 알 수 있다. 육신의 삶은 유한하고, 영의 삶은 영원하다. 옛사람은 내면에 신성한 생명이 존재하는 것, 그 사실을 깨달아 준비하지 않고 사는 것을 무지(無知)라 했다. 요가 철학에서는 브라만과 아트만이 하나임을 모르는 것을 무지라 한다.

사바아사나는 움직임이 없지만 새로운 움직임을 알고자 하는 어린 영성(마음)이 성장하기에 아주 좋은 환경이다. 육신의 피로를 풀고 마음을 이완하는 완전한 휴식이기도 하다. 하타비니요가 수련의 구성을 보면 시작의 마음은 순수하고(탄생), 격동의 시간을 거쳐(지배와 인정, 안정, 욕심의 생활) 마지막 사바에 이른다(죽음). 이것은 무엇을 의미하는가? 명상을 통해 깨달아야 한다.

《하타프라디피카》 4장 29~30절에 따르면 인드리야(indriya, 감각기관)의 주인은 마음이요, 프라나(prāṇa, 기氣, 생명의 호흡)는 마음의 지배자다. 마음이 집중된 때를 목사(moksa, 해탈, 혼의 해방)라 한다. 프라나와 마나스(manas, 마음)가 소멸되면 말로 표현할 수 없는 환희가 나타난다.

명상

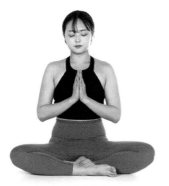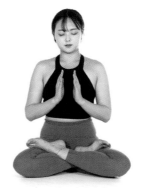

싯다아사나   파드마아사나

디아나(dhyana)는 디아이(dhyai)에서 나온 말로, '명상하다' '묵상하다'라는 뜻이다. 《요가 수트라》의 8단계에서 5단계(제감)와 6단계(집중)의 결합은 깊은 명상 상태로 가기 위한 준비다. 이 단계에 영이 성장할 수 있는 환경이 만들어지는 것이다.

시바(siva)는 84개 자세를 설명하면서 싯다아사나(siddhasana, 달인좌), 파드마아사나(padmasana, 연화좌), 심하아사나(simhasana, 사자좌), 바드라아사나(bhadrasana, 행운좌)가 탁월하다고 했다(《하타프라디피카》 1장 33~34절). 이중에서도 언제나 편안하게 유지하는 것은 싯다아사나다. 싯다아사나는 회음부에 발꿈치를 붙이고 한쪽 발을 성기 위에 확고히 둔다. 감각기관을 통제하고 움직임 없이 고정된 시선은 미간을 응시한다. 이것이 해탈의 문을 열게 해주는 싯다아사나다.

참고로 《하타프라디피카》 1장 37절에 따르면 싯다아사나를 바즈라아사나(vajràsana, 금강좌), 굽타아사나(guptasana, 비밀좌)라고 한다. 왼발 뒤꿈치를 회음부에 고정하고 오른발 뒤꿈치를 성기 위에 두는 것이 싯다아사나, 오른발 뒤꿈치를 회음부에 고정하고 왼발 뒤꿈치를 성기 위에 붙이는 것이 바즈라아사나다. 두 발꿈치를 성기 위에 붙인 것이 굽타아사나, 오른발과 왼발 뒤꿈치를 아래로 모으고 회음부 쪽에 함께 붙이는 것이 묵타아사나(muktasana, 해탈좌)다. 싯다아사나는 요가 수행자의 궁극적인 목적을 이루는 데 가장 적합한 자세다. 《하타프라디피카》 1장 40~41절은 "싯다아사나에 통달하면 그 외 다양한 자세가 무슨 쓸모가 있겠는가?"라고 전한다.

파드마아사나는 결가부좌다. 두 발을 교차해 허벅지에 올리고, 펼친 두 손을 양 허벅지 사이에 올린 뒤 두 눈을 코끝에 둔다. 혀를 라자단타(rajadanta, 어금니) 뿌리에 붙이고, 턱을 가슴에 댄 뒤 천천히 프라나(기)를 끌어 올린다. 파드마아사나는 모든 질병을 물리치고, 보통 사람은 얻기 힘들지만 현명한 자는 이 땅에서 지혜를 얻는다(《하타프라디피카》 1장 45~48절).

06 | 하타비니요가와 프라나야마

❶ 하타비니요가의 프라나야마 수행 과정

하타비니요가는 개인의 특성과 신체의 구조적 불균형을 평가하고 적용해, 몸과 마음, 호흡을 하나로 신체의 균형에 기여한다. 프라나야마(pranayama)는 호흡을 제어하는 기술이다. 호흡에는 들숨과 날숨, 멈춤이 있다. 더 세분화하면 들숨과 날숨의 연속성이다. 이것은 들숨 후 멈춤과 날숨 후 멈춤이다. 숨은 순수하고 거룩한 것이며, 곧 생명이다. 생명은 하나다. 그 하나의 실체와 참으로 연결돼 깨달음이 있을 때 숨을 제어할 수 있다. 숨은 거칠고 사나워 제어하기 어렵다.

하타비니요가는 아사나와 프라나야마를 통해 몸에 생명의 집(그릇)을 만드는 과정이며 연습이다. 기본적인 원리는 사나운 말(호흡)을 길들이는 것이다. 첫째, 교감이다. 무엇과 교감해야 하는가? 숨이 일어나면 그에 반응하는 신체와 교감이다. 둘째, 알아차림과 집중이다. 숨이 일어나면 어디를 알아차리고 집중해야 하는가 하는 점이다. 셋째, 이완이다. 정신이 머무는 곳 외에는 이완되는 것이다. 넷째, 순수와 집중이다. 순수와 집중은 의식의 확장이 자연스럽게 내면(사마디samādhi)에서 일어난다. 이런 원리에 따라 순수하고 거룩한 숨의 씨앗이 생명의 중심에 싹튼다.

자율신경계와 프라나야마

자율신경계의 균형은 몸과 마음의 조화를 연결하는 다리 역할을 한다. 숨을 조절해 마음 작용을 멈추게 하는 것이 하타비니요가다. 들숨과 날숨은 연수에 있는 신경세포에서 처음 조절된다. 교뇌에는 호흡조절중추(지속흡식중추의 활동을 미세하게 조절하는 기능)와 지속흡식중추(들숨 마감 스위치 역할)가 있어 호흡의 깊이를 조절하기 위해 공동

작업을 수행한다. 대동맥 화학수용기는 동맥의 수소이온 농도(pH)와 이산화탄소 분압(PCO_2) 변화에 반응하며, 경동맥소체에도 동맥의 수소이온 농도(pH)와 이산화탄소 분압(PCO_2), 산소 분압(PO_2)의 변화에 반응한다. 운동이나 생각 등에 의해 에너지를 사용함으로써 이산화탄소가 경동맥소체와 중추 화학수용기를 자극해 환기량을 늘린다.

치유비니요가와 호흡의 적용

호흡에 앞서 알아야 할 것은 생명의 통로인 코다. 하타 · 치유비니요가에서 코는 나디소다나 프라나야마(교호호흡)를 통해 콧구멍으로 들어오는 거친 프라나를 정화하는 기관이다. 오른쪽 콧구멍은 교감신경과 연결되고, 왼쪽 콧구멍은 부교감신경과 연결된다. 코의 구조를 살펴보면 비강에 비갑개라는 구조물이 있다. 비갑개는 비강윗부분에 얇고 소용돌이 모양을 한 몇 개(아래, 중간, 위)의 골 성분이다. 비강의 표면적을 늘려서 폐로 들어오는 공기를 빠르게 덥히고 축축하게 한다.

숨을 들이쉬고 내쉴 때 코의 통로가 막히고 열리는 경우를 체험할 수 있다. 한쪽 콧구멍이 막히면 부교감신경이 활성화해 비갑개의 혈관이 확장되고, 반대로 한쪽 콧구멍이 열리면 교감신경이 활성화해 비갑개의 혈관이 수축되는 것이다. 공기골(코 주변의 공간)에 이물질이 쌓여 코를 막는 경우도 있다. 이때 옆으로 누워 막힌 코를 위로 한 채 잠시 머물면 쌓인 이물질이 이동해 열린다.

하타 · 치유비니요가에서는 할라아사나를 추천한다. 먼저 코를 정화하고 균형을 맞춰 호흡에 임한다. 앙와위에서 배꼽에 양쪽 엄지손가락을 붙이고 손가락은 삼각형을 만들어 하단전에 있는 스바디슈타나차크라에 올린다. 앙와위에서 양쪽 엄지손가락을 붙이고 손가락은 삼각형을 만들어 검상돌기 부위인 중단전에 위치한 마니푸르차크라에 올린다. 앙와위에서 양손을 가슴 외측에 올린다. 횡격막 흉식호흡과 횡격막 복식호흡, 횡격막 단전호흡을 한다.

배꼽과 치골, 검상돌기와 배꼽, 쇄골과 검상돌기의 모든 기준은 횡격막이다. 횡격막은 흉강과 복강을 나누는 중요한 기능을 수행한다. 영성의 눈으로 보면 하늘과 땅을 나누는 경계이기도 하다. 비슈다차크라는 인후부와 갑상샘 근처로, 천돌혈(목과 기관지, 폐, 심장, 뇌하수체, 뇌와 장기를 연결하는 신경다발)이 있는 곳이다. 16개 꽃잎이 존재하며, 이곳에서 소리가 나온다. 그 소리는 영성의 소리이며, 중요한 관문 역할을 하는 혼문(영혼의 문)이다. 영혼의 문이 열릴 때 생명의 씨가 자라기 시작한다.

제1위치는 옥문이다. 제1물라다라차크라와 제2스바디슈타나차크라로 생명의 씨앗이 들어오는 육신의 문이자 출구다. 흙과 물이며, 지궁(地宮)이다. 제2위치는 태양궁(太陽宮)이다. 태양신경총이 있는 마니푸르차크라다. 소화의 불 아그니(agni)를 점화해야 한다. 제3위치는 심궁(心宮)이다. 제4차크라인 아나하타차크라다. 싯다아사나에서 가성늑골의 확장과 함께 횡격막의 움직임을 관찰한다. 들숨이 일어나면 마니푸르차크라 부위에 힘을 주고 우디아나반다를 행하고 숨을 참는다. 날숨에는 횡격막을 이완해서 위로 보내며 물라반다를 행한다. 지궁의 토대로 씨앗을 심는다. 이때 숨(prana)은 내면으로 운행하는데, 의도를 품지 말고 내맡긴다. 이것이 명상이다. 영성의 깨달음을 알고자 하는 본질의 물음에 접근해 마음을 깨닫고, 볼 수 있는 눈과 들을 수 있는 귀, 행할 수 있는 힘을 아는 것이 명상의 본질이다.

② 명상과 알아차림의 기본 원리

명상 자세

싯다아사나(달인좌)

싯다(siddha)는 '순결하고 성스럽고 초자연적인 능력이 있는 반신반인적 존재'를 뜻한다. '영감을 얻은 현인' '미래를 볼 수 있는 사람(예언자)'을 뜻하기도 한다. 싯다가 말하기를 "야마(yama) 중에서 남을 해치지 않는 것이 가장 중요하고, 니야마(niyama) 중에서는 절제된 식이요법이 중요하며, 아사나(asana)에서는 싯다아사나가 중요하다".

파드마아사나(연화좌)

《하타프라디피카》 1장 48절에 따르면 "파드마아사나의 모습을 취하고 손바닥을 차례로 겹쳐놓고(혹은 양 무릎에 놓고) 턱을 가슴에 확실히 고정하고 브라만을 생각하면서 항문을 수축하고 아파나를 위로 올린다. 목구멍을 수축하고 프라나를 밑으로 내린다. 이 과정에서 생기는 쿤달리니(kundalini)의 각성으로 무상의 지혜를 얻는다". 쿤달리니는 몸 안에 있는 신성한 우주의 에너지다. 척추 밑바닥 가장 낮은 몸의 중심에서 똬리를 틀고 잠자는 뱀으로 상징한다. 뱀을 깨우친다는 의미는 그를 본성으로 돌리는 과정을 말한다.

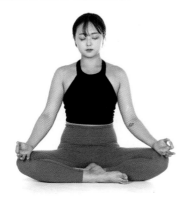

그림 6-1 싯다아사나

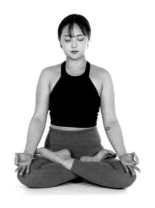

그림 6-2 파드마아사나

호흡의 종류

우짜이호흡

① 우짜이호흡의 의미

우짜이(ujjayi)의 접두어 우드(ud–)는 '위쪽으로' '분출' '팽창', 자야(jaya)는 '정복' '승리'를 뜻한다. 우짜이는 폐를 확장하고 척추를 바르게 하는 것으로, 전쟁에서 승리한 장군의 모습과 같다. 우짜이호흡은 승리를 의미하는 특별한 호흡 방법이다.

② 우짜이호흡의 방법

우짜이호흡은 코로 들숨과 날숨을 쉴 때 목 뒤에서 부드러운 소리를 만들어낸다. 호흡하는 동안 부드러운 미소가 도움이 된다. 소리는 '소'와 '함'을 만들어야 한다. 소(so)는 들숨이 일어나고 함(ham)은 날숨이 일어난다. 이 소리에 집중해 자각과 알아차림의 기능을 활성화한다(소함soham은 '나는 바로 그대다'라는 뜻.《비그야나 브하이라바 탄트라》155~156절).

들이마시는 숨은 횡격막이 아래로 넓게 퍼져 폐의 위아래와 좌우로 확장된다(흉곽). 횡격막이 복부를 가볍게 누르기 때문에 복부의 장기는 아래로 내려간다. 동시에 복부를 안으로 잡아당긴다. 흉곽과 흉강의 앞, 옆, 뒤가 확장과 팽창으로 숨이 들어온다.

내쉬는 숨은 흉곽(늑골)이 동시에 아래로 밀려 내려가 폐의 윗부분이 좁아진다. 늑간

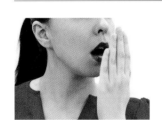

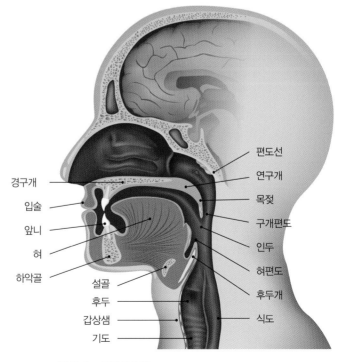

경구개
입술
앞니
혀
하악골
설골
후두
갑상샘
기도

편도선
연구개
목젖
구개편도
인두
혀편도
후두개
식도

그림 6-3　우짜이호흡

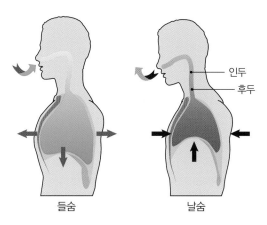

들숨   날숨

그림 6-4 들숨과 날숨에 따른 횡격막

근과 호흡근이 수축해 폐의 둘레가 좁아지고(흉곽과 흉강), 횡격막이 폐 쪽으로 낙하산 모양을 취하며 다시 위로 올라간다. 좁아진 폐와 복부의 수축으로 압력이 높아져 숨이 밖으로 나간다. 이때 우디아나반다를 행한다.

카팔라바티(정뇌호흡)

① 카팔라바티의 의미

카팔라바티(kapalabhati)의 카팔라(kapala)는 '두개골', 바티(bhati)는 '빛' '광택'을 뜻한다. 카팔라바티는 두개골을 정화하는 방법으로 '정뇌호흡'이라 한다.

② 카팔라바티의 방법

숨을 천천히 마실 때 배가 나오고, 힘차게 내쉴 때 배가 들어가는 복식호흡을 빠르게 한다. 1초에 1호흡이 되도록 하며, 코로 들이마시고 내쉰다. 처음에는 100호흡 정도에서 멈추나, 익숙해지면 5분까지 할 수 있다.

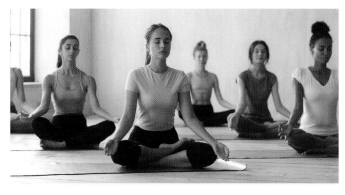

그림 6-5 카팔라바티

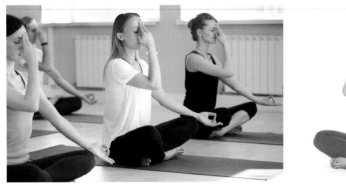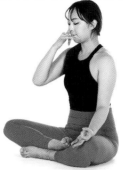

그림 6-6 　나디소다나 프라나야마

나디소다나 프라나야마(교호호흡)

이다(왼쪽 콧구멍)로 숨을 마시고 최대한 참은 뒤 핑갈라(오른쪽 콧구멍)로 내쉰다. 핑갈라로 숨을 마시고 최대한 참은 뒤 이다로 내쉰다. 이와 같은 방법으로 일정하게 태양과 달을 교차하여 수련하는 데 몰입한 통제자(요가 수행자)의 나디(nadi)는 3개월 뒤에 청정해진다(《하타프라디피카》 2장 10절).

요가의 생리학

차크라와 그란티

차크라(chakra)는 '바퀴', 그란티(granthi)는 '차크라의 막힘' '덩어리(block)'를 뜻한다. 《우파니샤드》에 따르면 그란티는 심장과 혀, 미간에 위치한다. 자세히 보면 브라흐만의 결절(brahman granthi)은 물라다라차크라와 스바디슈타나차크라에 위치한다. 이 부위가 막히면 부정적인 생각과 무기력, 무지, 타마스의 에너지가 활성화되고, 육체적 쾌락과 지나친 이기심, 물질적 소유물에 집착하는 마음이 일어난다.

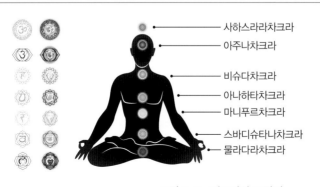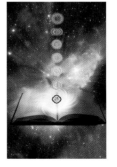

사하스라라차크라
아주나차크라
비슈다차크라
아나하타차크라
마니푸르차크라
스바디슈타나차크라
물라다라차크라

그림 6-7 　차크라와 그란티

비슈누의 결절(vishnu granthi)은 마니푸르차크라와 아나하타차크라에 위치한다. 이 부분이 열리면 정열과 야망이 일어나고, 막히면 고집과 라자스의 에너지가 활성화되고 집착과 애정, 감정적인 마음이 일어난다.

루드라의 결절(rudra granthi)은 비슈다차크라와 아주나차크라(ājñā cakra)에 위치한다. 이 부분이 열리면 순수성과 성실성이 일어나고, 막히면 결과에 집착하고 보상적 마음이 일어난다. 육체는 자신의 것이 아님을 알고, 마음도 자신의 본성이 아님을 알고, 오직 순수의식 아트만임을 깨닫는 것이다.

반다

① 물라반다

물라반다(mula banddha)의 물라(mula)는 '뿌리' '근원' '기원'을 뜻한다. 항문과 음낭 사이에 있는 부분으로, 회음부 주변을 강하게 수축해 쿤달리니를 깨우기 위한 곳이다. 항문과 배꼽 사이 하복부를 척추 쪽으로 당기면서 횡격막 쪽으로 가게 한다. 물리반다는 안타라 쿰바카(들숨 후 정지) 중에 행한다.

② 우디아나반다

우디아나반다(uddiyana banddha)는 복부를 수축해 소화기 전반의 맺힘을 시도하는 행법이다. 날숨 후 횡격막을 흉부까지 들어 올리고, 복부 기관을 척추 쪽으로 끌어당겨 숨을 멈춘다. 우디아나반다를 하는 동안은 프라나의 에너지가 척추 안쪽에 신경 에너지가 흐르는 수슘나나디(sushumna nadi)를 통해 상승한다. 이와 같은 기능 때문에 최고의 반다라고 한다. 숨을 내쉬고 공기를 마시기 전에 바야 쿰바카(날숨 후 정지) 동안 행해야 한다.

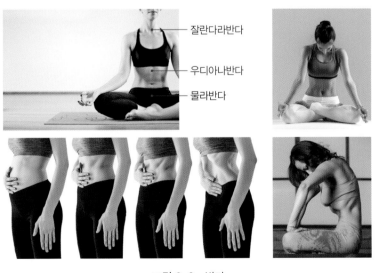

그림 6-8   반다

③ 잘란다라반다

잘란다라반다(jalandhara banddha)의 잘라(jala)는 '그물' '거미집' '망사'를 뜻한다. 목을 수축해서 폐와 기관지, 심장의 혈액순환에 압력을 주는 행법이다. 심장, 뇌를 포함한 머리로 흐르는 혈액과 프라나를 조절한다. 잘란다라반다는 프라나야마의 세 과정(들숨, 날숨, 멈춤)에 필수적이다. 턱을 흉골에 붙이고 숨을 멈추는 것이다. 들숨을 내부에서 강하게 순환시키기 위해 목의 통로를 닫는 방법이다.

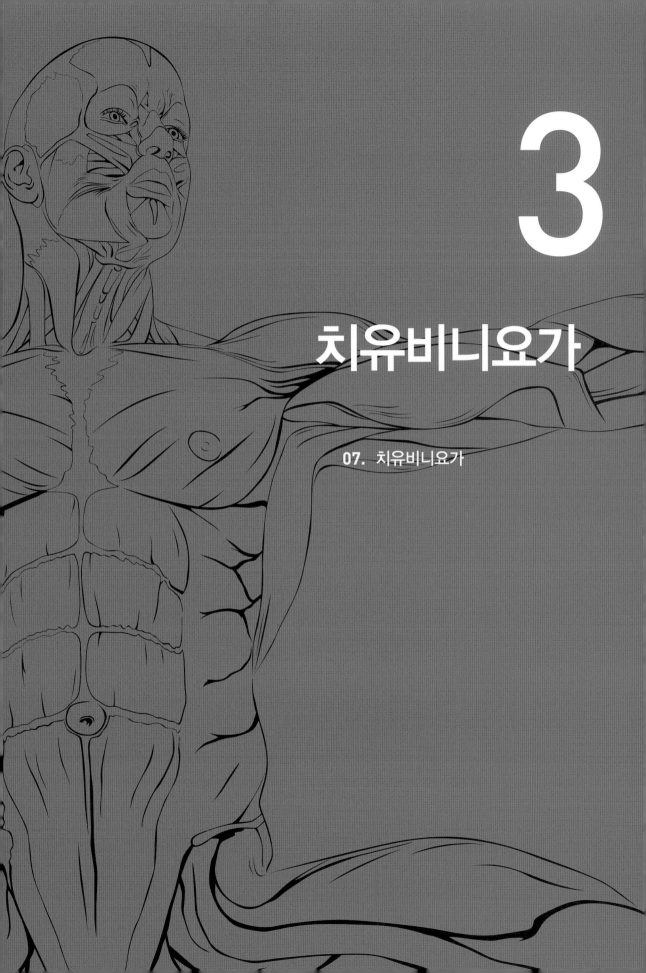

3

치유비니요가

07. 치유비니요가

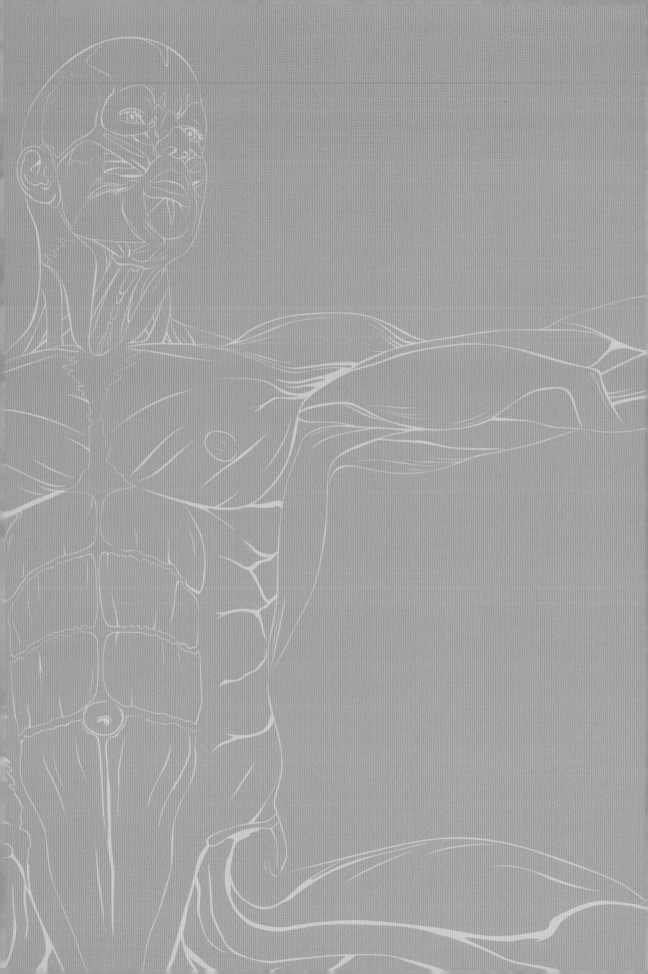

07 | 치유비니요가

① 치유비니요가의 실재

치유비니요가는 하타비니요가를 바탕으로 개인의 신체적·심리적 특성과 구조적 불균형을 평가하고 적용하여 중력중심선으로 회귀하는 것이다. 몸과 마음, 호흡을 하나로 신체의 균형에 기여해 건강에 도움을 준다. 치유비니요가는 거북목증후군, 둥근어깨 자세(어깨의 기울기 포함), 흉추후만, 요추전만, 일자허리, 척추측만, 골반의 기울기, 'O 자형'·'X 자형' 다리를 평가·치유한다.

② 중력중심선과 신체 구조 불균형 평가

그림 7-1은 체형 평가, 즉 구조적 불균형에 대한 기준선과 중요 지점을 나타낸다. 6개 체형의 구조도 잘 보여준다.

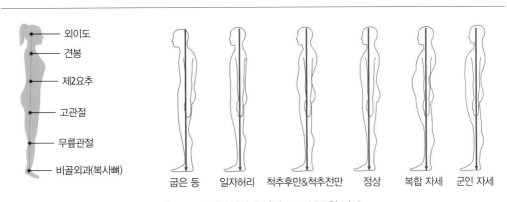

외이도
견봉
제2요추
고관절
무릎관절
비골외과(복사뼈)

굽은 등　일자허리　척추후만&척추전만　정상　복합 자세　군인 자세

그림 7-1 중력중심선과 신체 구조 불균형 평가

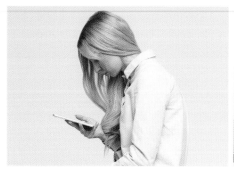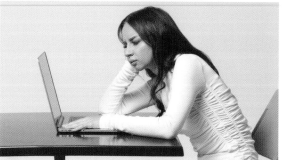

그림 7-2   거북목과 생활

❸ 거북목증후군의 평가

거북목증후군은 턱이 앞으로 나오면서 흉추가 후만 형태를 띠는 것이 표면적·구조적 특징이다. 머리의 안정성을 위해서는 견갑대와 쇄골, 경추, 후두골의 균형 잡힌 협력이 필요하다. 이런 구조로 불균형이 초래되면 비효율적인 보상 패턴을 양산해 거북목을 더욱 가속화할 것이다.

주방에서 채소를 썰 때, 직장에서 컴퓨터 작업을 할 때, 의자에 앉아 책을 볼 때, 버스나 전철에서 휴대전화를 볼 때 머리를 내밀고 아래를 바라보는 경향이 있다(그림 7-2). 머리를 내밀면 가슴은 내미는 동시에 내리는 경향이 있어 거북목을 더 진행시킨다(숨을 내쉴 때의 모습). 정상적인 목과 거북목으로 진행되는 과정은 그림 7-3과 같다.

거북목증후군의 평가 기준은 다음과 같다. 첫째, 정상적인 경추는 시상면에서 견봉과 외이도의 중력중심선이 수직선상에 있어야 한다. 외이도가 2~5cm 앞으로 밀린 구

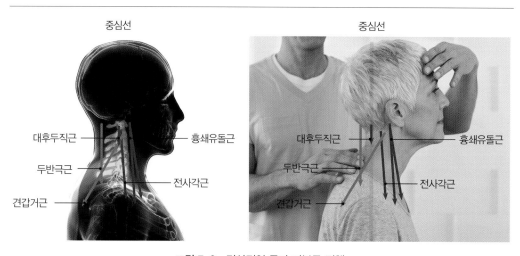

그림 7-3   정상적인 목과 거북목 진행

조라면 일자목과 거북목을 의심한다. 단 둥근어깨 자세에서는 평가 오류가 날 수 있다. 2~5cm 전방으로 나온 외이도와 둥근어깨 자세의 견봉이 중력중심선에서 일치하기 때문에 유념해서 평가해야 한다(그림 7-4). 둘째, 흉쇄유돌근의 긴장도다. 수직에 가까운 구조라면 일자목과 거북목을 의심한다.

머리가 보통 4~7kg인데, 전방으로 2~5cm 앞으로 나간 상태라면 거북목의 진행에 따라 무게가 10~15kg으로 증가한다. 이에 따라 경추 신근이 받는 부하도 정상에서 두 배가량 증가한다(그림 7-4).

굴근의 활성화는 아래를 보는 자세이며, 위를 바라보는 자세는 신근의 활성화가 일어난다.

거북목은 상완 신경총 길목에 있는 전사각근과 중사각근의 중간 부분을 압박해 흉곽 출구증후군이 나타날 수 있다.

후두골과 환추의 섬유성 유착과 관절 공간의 문제로 신경과 혈관이 압박과 손상을 받는다.

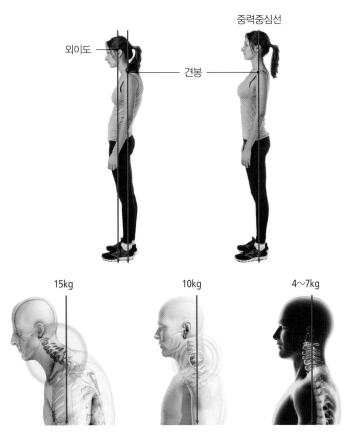

그림 7-4 거북목과 머리의 무게

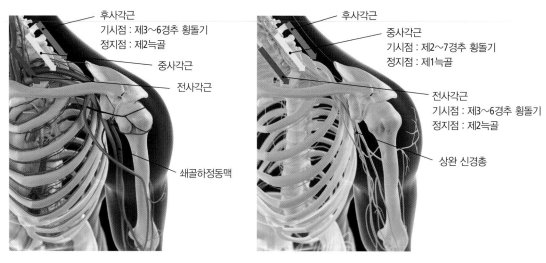

그림 7-5　사각근과 상완 신경총

추골동맥은 제6경추에서 빠져나와 뇌로 가는 동맥이다. 거북목의 구조는 동맥에 영향을 준다.

거북목의 진행과 고착화는 섬유성 유착으로 머리와 목, 어깨의 통증이나 염증을 유발한다(그림 7-5).

거북목증후군과 관련된 근육

아래의 근육들은 기능해부학 편으로 돌아가 기시점과 정지점, 주요 기능(작용)을 살펴보고 체형과 연결하여 적용해야 한다.

① 흉쇄유돌근(긍정적인 마음을 가져라)

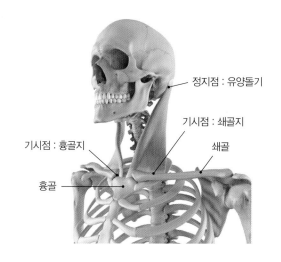

② 승모근(어깨의 짐을 내려라)

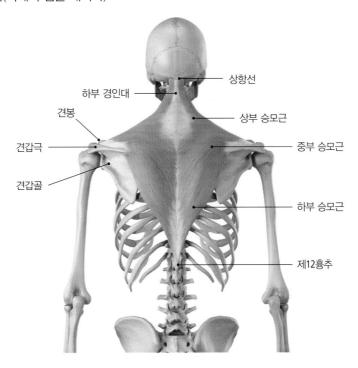

하부 경인대 —
상항선
견봉
견갑극 —
견갑골 —
상부 승모근
중부 승모근
하부 승모근
제12흉추

③ 능형근(자신감을 가져라)

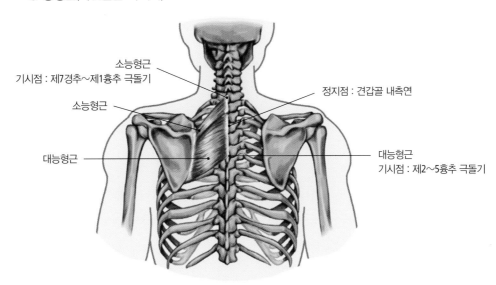

소능형근
기시점 : 제7경추~제1흉추 극돌기
소능형근
대능형근
정지점 : 견갑골 내측연
대능형근
기시점 : 제2~5흉추 극돌기

④ 대흉근(마음을 열어라)

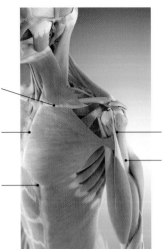

쇄골두
기시점 : 쇄골 내측 1/2

흉골두
기시점 : 흉골 전면

늑골두
기시점 : 제2~7늑골

정지점 : 상완골의 결절간구

상완골

⑤ 척추기립근(가슴을 펴고 멀리 보라)

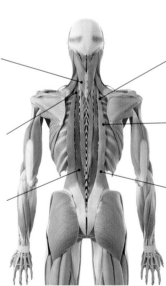

두최장근
기시점 : 제1~3흉추 횡돌기,
제4~7경추 횡돌기, 관절돌기
정지점 : 측두골 유양돌기

경최장근
기시점 : 제1~6흉추 횡돌기
정지점 : 제2~5경추 횡돌기

흉최장근
기시점 : 천골, 장골능,
요추 극돌기, 흉추 횡돌기
정지점 : 제2~12늑골, 요추 횡돌기

경장늑근
기시점 : 제3~7늑골
정지점 : 제4~6경추 횡돌기

흉장늑근
시작점 : 제7~12늑골
정지점 : 제1~6늑골

요장늑근
기시점 : 천골, 장골능, 흉요추부
정지점 : 제6~12늑골, 흉요추 심부,
요추 극돌기

⑥ 두직근(당당하라)

두직근은 고유수용기 감각이 많이 분포된 근육이다. 소뇌의 평형감각, 속귀의 전정기관, 눈과 깊은 관련성이 있다. 두직근은 머리를 어디로 움직이는지, 머리가 어디에 있는지, 머리가 신체 중심과 어떻게 관련되는지 등 외부에 대한 위치 정보를 중추신경계에 전달해 바른 자세를 유지하게 한다.

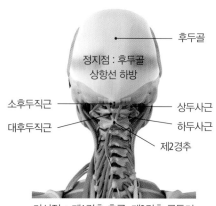

후두골

정지점 : 후두골
상항선 하방

소후두직근   상두사근

대후두직근   하두사근

제2경추

기시점 : 제1경추 후궁, 제2경추 극돌기

⑦ 판상근(돌아오라)

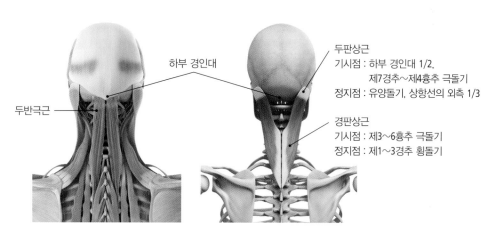

하부 경인대

두반극근

두판상근
기시점 : 하부 경인대 1/2,
          제7경추~제4흉추 극돌기
정지점 : 유양돌기, 상항선의 외측 1/3

경판상근
기시점 : 제3~6흉추 극돌기
정지점 : 제1~3경추 횡돌기

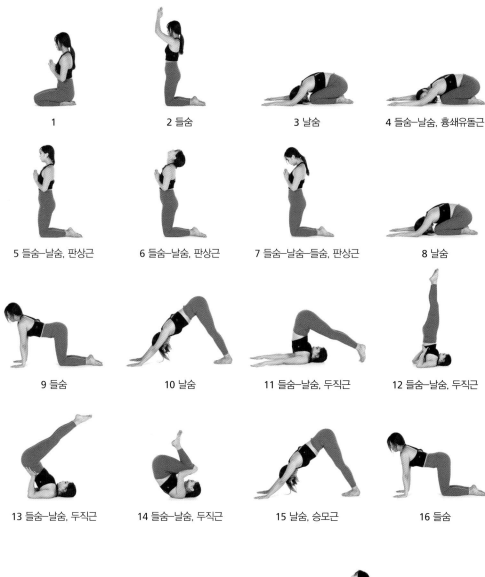

1

2 들숨

3 날숨

4 들숨-날숨, 흉쇄유돌근

5 들숨-날숨, 판상근

6 들숨-날숨, 판상근

7 들숨-날숨-들숨, 판상근

8 날숨

9 들숨

10 날숨

11 들숨-날숨, 두직근

12 들숨-날숨, 두직근

13 들숨-날숨, 두직근

14 들숨-날숨, 두직근

15 날숨, 승모근

16 들숨

17 날숨-들숨

18 들숨-날숨, 대흉근, 능형근, 전거근

19 들숨

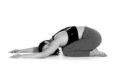

20 날숨-들숨, 흉쇄유돌근

21 들숨-날숨

거북목증후군에 대한 치유비니요가 기전은 다음과 같다.

흉쇄유돌근	☞	판상근	☞	두직근, 승모근	☞	대흉근, 능형근, 전거근	☞	치유

1~4 거북목증후군으로 판단되면 두개골 편위를 파악한 뒤, 발라아사나를 적용한다. 중력중심선에서 턱의 방향이 좌우 기울기를 판단한 뒤, 흉쇄유돌근의 균형과 긴장도를 조절하는 자세로 발라아사나를 추천한다. 근방추의 기전에 따라 6초 이상 유지하면서 호흡한다.

5~8 판상근에 대한 경추와 두개골의 관계를 이해해야 한다. 구조적으로 거북목은 '역 C 자형'이 되고, 판상근과 심부의 근육은 이완성 긴장을 만든다. 이런 구조를 이해하고 치유비니요가 동작을 적용해야 한다. 턱은 흉골 쪽으로 당기고, 경추를 최대한 뒤로 보낸다. 뒤로 갈 수 없는 상황에서 위를 향해 두개골을 신전하고, 견갑골은 강한 내전이 일어나게 하며, 어깨를 내린다. 돌아올 때는 자연스럽게 경추를 이완한 상태로 둔다.

9~10 자세는 카크라바카아사나에서 아도무카스바나아사나로 이어지는 빈야사가 있다.

11~14 거북목이 진행된 구조를 살펴보면 경추 상부(축추와 환추), 후두골에서는 신전 현상이 일어난다. 경추 중부와 하부에서는 신장성 수축이 진행되지만, 경추 상부는 반대 구조가 만들어져 두직근의 긴장성 단축이 형성된다. 할라아사나, 살람바사르방가아사나, 비파리타카라니를 통해 치유한다.

11~15 자세는 상호 억제의 원리를 적용한다. 할라아사나, 살람바사르방가아사나에서는 판상근과 승모근의 신장성 수축이 일어난다. 근 길이가 너무 신장되면 근방추에서 척수를 통해 뇌로 단축 신호를 전달한다. 이때 카크라바카아사나에서 경추 중부와 하부의 단축성 수축과 함께 호흡을 실행해야 한다.

16 카크라바카아사나로 숨을 들이마시며 경추 중부와 하부의 단축성 수축을 만들어야 한다. 이때 후두골에는 힘을 주지 않는 느낌으로 한다. 이유는 두직근을 살펴보라(후두하근, 64쪽 참고).

17~18 대흉근과 능형근, 전거근을 강화하는 동작이다. 거북목증후군은 둥근어깨 자세와 함께 나타나는 것을 명심하라. 거북목은 숨을 내쉰 상태의 모습이다 보니 흉곽이 내려간 것으로 판단되기 때문에, 흉골과 흉곽을 세우기 위해서는 후면의 근육을 강화해야 한다.

19 부장가아사나는 턱을 쇄골에 붙이면서 상체를 젖히고, 경추 중부에서 약간 긴장한 채 신전한다. 이때 머리를 사용하지 않는다.

2, 21 자세는 들숨 후 멈춘다. 들숨 후 멈춤은 수련 기간에 따라 달리 적용하나, 5~10초 멈춘다.

3, 20 자세는 날숨 후 멈춘다. 날숨 후 멈춤은 10~15초가 좋으나, 초보자는 5초 정도 멈춘다. 숨을 멈출 때 어깨가 긴장되면 풀어야 한다(숨을 내쉰다).

거북목증후군에 대한 치유비니요가 적용 방법은 다음과 같다.
① 판상근을 강화하라.
② 대흉근과 능형근의 수축과 이완으로 흉곽을 잡아라.
③ 두직근, 상부 승모근과 흉쇄유돌근, 전사각근을 조정하라.
④ 호흡으로 횡격막의 위치와 기능을 회복하라.

❹ 둥근어깨 자세의 평가

둥근어깨 자세는 견갑골이 전방으로 외전 된 형태다. 팔짱을 끼는 자세, 서류 작업이나 컴퓨터 작업에 따른 소흉근의 긴장과 단축으로 만들어질 수 있다. 불안과 초조, 우울 등이 둥근어깨 자세를 가속화하며, 자신감 결여와 소극적인 자세에서 이런 구조가 많이 나타난다.

둥근어깨 자세의 평가 방법은 첫째, 시상면 관찰이다. 외이도와 견봉이 수직선상에 있어야 하는데, 견봉이 외이도보다 전방으로 이동한 것이 나타나면 둥근어깨 자세로 평가한다. 둘째, 수평면에서 관찰이다. 침대에 누워 머리 뒤쪽에서 같은 높이로 봤을 때 한쪽 견관절이 올라간 형태가 나타나면 둥근어깨 자세를 의심한다. 앉아서 내려다볼 때 정수리보다 견봉이 전방에 있다면 둥근어깨 자세다.

이런 평가는 상부 불균형을 초래한다. 소화에 문제가 나타나고, 신경의 문제와 동시에 좁아진 흉곽에 따른 호흡근과 대흉근, 소흉근의 단축으로 횡격막의 기능이 저하되어 짧은 숨을 쉬고 폐활량이 30%로 감소해 산소 부족으로 어깨와 목에 통증이 나타난다. 늑골과 견갑대 하강이 추가되면 흉곽 출구의 문제로 발전하고, 쇄골 아래로 지나는 상완 신경총(제5경추~제1흉추)과 상완의 동맥과 정맥(중사각근과 전사각근 사이)을 압박해 흉곽출구증후군이 생길 수 있다. 국소적 압박은 신경과 혈관 다발에 영향을 주고, 이는 긴장된 사각근과 상부 승모근, 흉쇄유돌근, 두직근과 소흉근에 있는 견갑대가 지나치게 하강한 결과 발생한다.

둥근어깨 자세와 관련된 근육

아래의 근육들은 기능해부학 편으로 돌아가 기시점과 정지점, 주요 기능(작용)을 살펴보고 체형과 연결하여 적용해야 한다.

① 소흉근(마음을 크게 가져라)

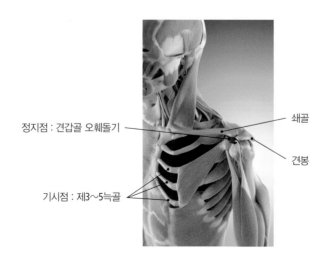

정지점 : 견갑골 오훼돌기

쇄골

견봉

기시점 : 제3~5늑골

② 승모근(어깨의 짐을 내려라)

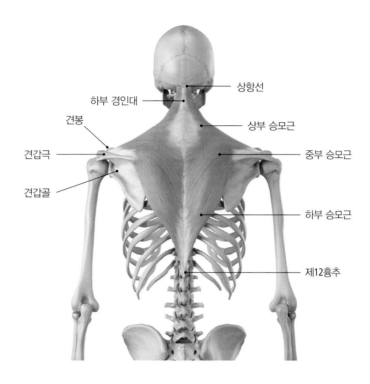

상항선
하부 경인대
견봉
상부 승모근
견갑극
중부 승모근
견갑골
하부 승모근
제12흉추

③ 능형근(자신감을 자져라)

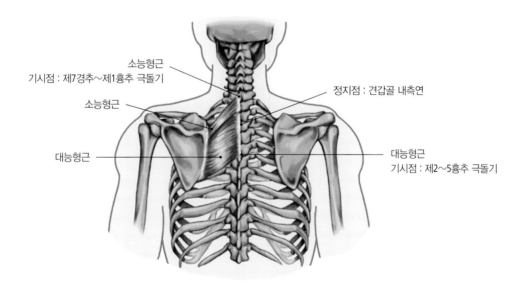

소능형근
기시점 : 제7경추~제1흉추 극돌기
정지점 : 견갑골 내측연
소능형근
대능형근
대능형근
기시점 : 제2~5흉추 극돌기

④ 대흉근(마음을 열어라)

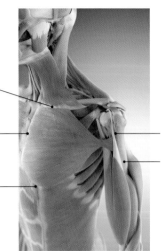

쇄골두
기시점 : 쇄골 내측 1/2

흉골두
기시점 : 흉골 전면

정지점 : 상완골의 결절간구

상완골

늑골두
기시점 : 제2~7늑골

⑤ 척추기립근(가슴을 펴고 멀리 보라)

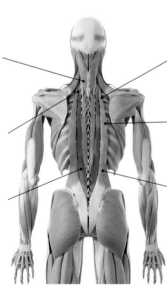

두최장근
기시점 : 제1~3흉추 횡돌기,
제4~7경추 횡돌기, 관절돌기
정지점 : 측두골 유양돌기

경최장근
기시점 : 제1~6흉추 횡돌기
정지점 : 제2~5경추 횡돌기

흉최장근
기시점 : 천골, 장골능,
요추 극돌기, 흉추 횡돌기
정지점 : 제2~12늑골, 요추 횡돌기

경장늑근
기시점 : 제3~7늑골
정지점 : 제4~6경추 횡돌기

흉장늑근
시작점 : 제7~12늑골
정지점 : 제1~6늑골

요장늑근
기시점 : 천골, 장골능, 흉요추부
정지점 : 제6~12늑골, 흉요추 심부,
요추 극돌기

⑥ 횡격막(믿음을 가져라)

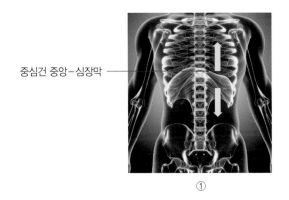

중심건 중앙-심장막

①

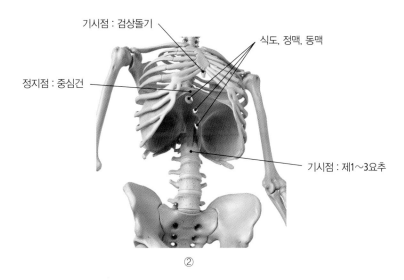

기시점 : 검상돌기

식도, 정맥, 동맥

정지점 : 중심건

기시점 : 제1~3요추

②

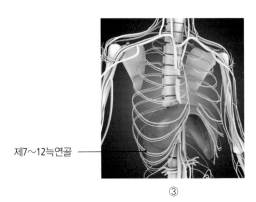

제7~12늑연골

③

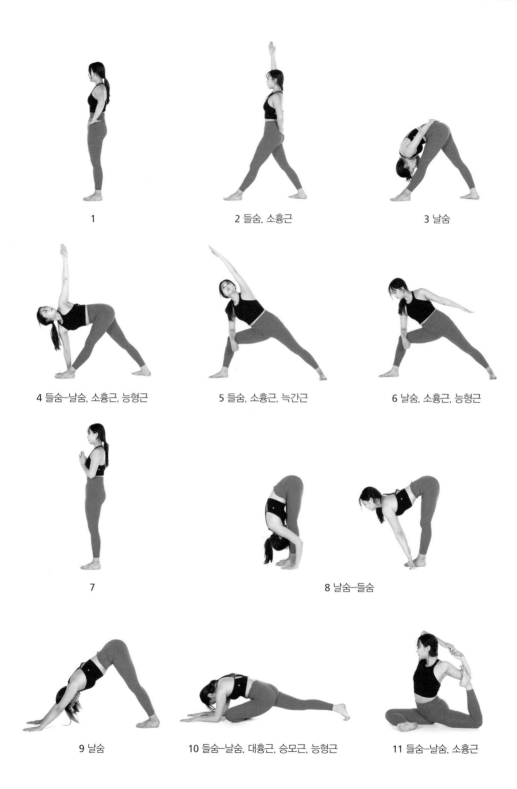

1

2 들숨, 소흉근

3 날숨

4 들숨-날숨, 소흉근, 능형근

5 들숨, 소흉근, 늑간근

6 날숨, 소흉근, 능형근

7

8 날숨-들숨

9 날숨

10 들숨-날숨, 대흉근, 승모근, 능형근

11 들숨-날숨, 소흉근

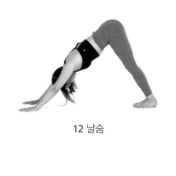

12 날숨

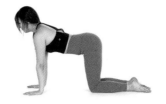

13 들숨

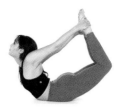

14 들숨-날숨, 소흉근, 능형근

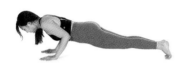

15 들숨-날숨, 대흉근, 척추기립근

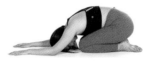

16 날숨

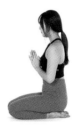

17 들숨-날숨

둥근어깨 자세에 대한 치유비니요가 기전은 다음과 같다.

소흉근	☞	능형근	☞	늑간근 (횡경막)	☞	대흉근, 척추기립근	☞	치유

1   준비 자세다.

2   아르다파르스보타나아사나는 비대칭적인 효과도 있지만 여기서는 신체 구조에 집중한다. 둥근어깨 자세를 살펴보면 견갑골이 외전 되며 상방 회전 경향으로 상완골두가 전방으로 나오면서 어깨의 높낮이를 만들고, 소흉근의 긴장성 수축이 나타난다. 치유비니요가는 아르다파르스보타나아사나로 단축된 소흉근과 상완골두를 외회전 하는 동작을 호흡과 함께 실행한다(그림 7-6).

4   파리브르타트리코나아사나는 거북목증후군과 관련된 흉쇄유돌근의 조정과도 연계된다. 즉 머리의 방향성이다. 둥근어깨 자세는 소흉근 단축과 능형근 약화의 영향을 받는다. 소흉근의 신장성 수축 운동과 능형근의 단축성 수축 운동으로 치유할 수 있다.

5~6   우티타파르스바코나아사나는 상완골의 전방 탈출과 후방 탈출에 관여한다. 견갑골과 상완골두의 접촉 부분에 영향을 준다(그림 7-6).

7   시작 전 케틀벨을 사용해 어깨 안정성을 만든다.

10~15   둥근어깨 자세로 판단이 되면 대흉근과 소흉근의 단축이 일어나고, 특히 소흉근의 단축이 심하다. 능형근 약화와 동시에 흉곽이 무너진다. 치유비니요가는 에카파다라자카포타아사나, 다누라아사나, 차투랑가단다아사나를 실행한다.

둥근어깨 자세에 대한 치유비니요가 적용 방법은 다음과 같다.
① 소흉근을 이완하라.
② 중부 승모근과 능형근을 강화하라.
③ 호흡으로 횡격막의 위치와 기능을 회복하라.
④ 흉곽을 확장하고 흉골을 세워라.

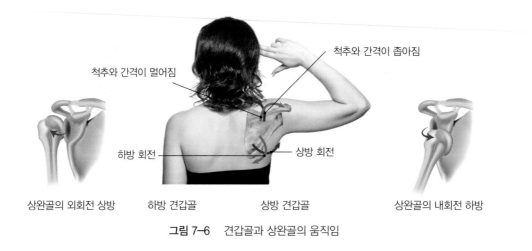

| 척추와 간격이 멀어짐 | 척추와 간격이 좁아짐 |
| 하방 회전 | 상방 회전 |

상완골의 외회전 상방   하방 견갑골   상방 견갑골   상완골의 내회전 하방

그림 7-6   견갑골과 상완골의 움직임

⑤ 견갑골의 움직임과 상완골의 관계

둥근어깨 자세와 견갑골, 상완골의 움직임을 알고 치유비니요가를 적용하면 많은 도움이 될 것이다. 그림 7-6에서 견갑골이 올라가면(AS) 약간 둥근 형태를 만들고, 견갑골이 내려가면(PI) 약간 뒤로 빠진다. 이에 대해 표면적인 것에서 벗어나 좀 더 깊은 구조를 살펴볼 필요가 있다. 상방 견갑골은 표현대로 견갑골이 올라간 것이다. 견갑골 내측연 상부는 척추 쪽으로 가고, 내측연 하부는 외측으로 회전하며 척추에서 멀어진다(상방 회전). 이때 상완골두는 전방으로 나오면서 내회전이 일어남과 동시에 견관절와에서 아래로 내려간다. 요골이 전방을 향해 골프엘보(golf elbow)도 발생한다.

반대로 하방 견갑골은 견갑골이 내려간 것이다. 견갑골 내측연 상부는 척추에서 멀어지고, 내측연 하부는 척추에서 가까워진다(하방 회전). 이때 상완골두는 후방으로 빠지면서 외회전이 일어남과 동시에 견관절와에서 위로 올라간다. 요골이 후방을 향해 테니스엘보(tennis elbow)도 발생한다. 다양한 치유비니요가 자세에 이런 관절의 방향성을 활용하면 기대 이상의 효과가 나타난다.

⑥ 척추후만증과 척추전만증, 일자허리의 평가

정상적인 척추는 시상면에서 경추와 요추는 전만으로, 흉추와 천추는 후만으로 형성되어 'S 자형' 곡선을 이룬다.

오래 앉아 일하거나 장시간 스마트폰과 컴퓨터 사용, 만성적인 운동 부족, 잘못된 자세, 습관으로 등이 굽은 현대인에게 많이 나타나는 것이 '굽은 등'으로 불리는 척추후만증이다. 흉추가 정상 각도보다 지나치게 굽은 상태를 뜻한다.

척추후만증(kyphosis)은 흉추가 후방으로 심하게 굽은 상태를 의미한다. 정상 척추에서 흉추와 천추는 후방 만곡을 이루나, 추체와 주위 근육의 이상으로 후만이 증가한 상태를 척추후만증이라 한다. 흉추에 후만이 발생하면 척추기립근이 약화되어, 늘어난 상태로 척추를 잡아주는 기능이 떨어진다. 반대로 전면의 근육은 수축성 긴장 상태를 만든다. 흉곽을 아래로 당기고 복근과 호흡근이 단축되어 호흡에도 적잖은 영향을 미친다.

반듯이 서서 벽에 기댔을 때, 머리 뒷부분이 벽에 잘 닿지 않는 경우 척추후만증이다. 구부정한 자세는 상체와 흉곽, 경추에 영향을 주는 중력에 대항해 몸을 세우려는 근육에서 어깨 결림과 통증, 목 통증을 유발한다.

흉추의 만곡을 치유하기 위해서는 흉곽을 함께 다뤄야 한다. 늑골이 흉추와 맞닿기 때문이다. 경추의 신근이 지나치게 작동하면서 견갑골 사이에 경결점(압통점)이 생기고, 조직의 섬유화가 일어난다. 흉추의 만곡이

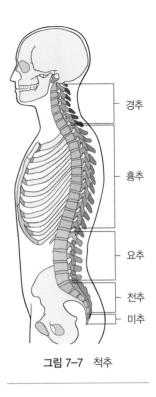

그림 7-7 척추

심하면 흉곽이 숨을 내쉰 상태가 되며, 체간의 복부 근육이 단축되는 것과 같은 패턴을 보인다. 치유비니요가에서는 흉추와 흉곽을 다스리고 전종인대에 영향을 주는 아사나를 지도한다. 척추후만증이 나타나면 척추전만증이 나타날 확률이 높다.

척추전만증(lordosis)은 요추가 지나치게 전방으로 나온 상태를 의미한다. 척추 만곡은 선천적인 경우도 있으나, 대부분 나쁜 자세로 발생하거나 복원력이 약한 경우에도 발생한다. 요추전만에 영향을 주는 원인은 몸의 중력중심 위치 변화, 잘못된 생활 습관과 자

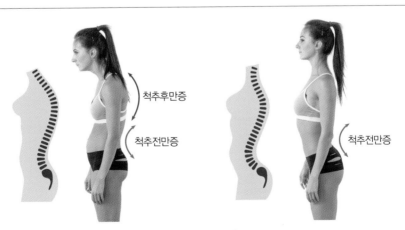

그림 7-8 척추후만증과 척추전만증

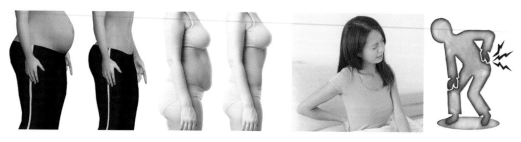

그림 7-9 복부 비만   그림 7-10   요통과 퇴행성 변화

세로 알려졌다. 복부 비만이 심하거나 임신해서 복부의 하중이 커지면 고관절에 지나친 힘이 가해진다. 이때 부하를 줄이기 위해 상체를 젖히는 자세를 취해 골반의 전방 경사를 만든다.

이는 고관절 굴근과 요추의 척추기립근(요장늑근) 단축, 내회전 된 대퇴골과 연관이 있다. 요추전만을 유발하는 후종인대와 극간인대의 단축, 고관절의 신전을 제한하는 장골대퇴인대의 긴장이 흔히 나타난다. 요추의 지나친 전만은 척추 사이를 압박해 요통, 퇴행성 변화, 디스크도 유발할 수 있다.

이런 신체 구조의 불균형은 장요근의 단축성 긴장과 복직근의 약화를 불러와, 누운 상태에서 하체를 고정하고 상체를 들어 올릴 때 허리를 지나치게 전만으로 움직이는 경향이 나타난다. 치유비니요가 수련 시 이런 기전을 적용해서 지도해야 한다. 누운 상태에서 시상면으로 전상장골극과 치골의 높이를 평가한다. 치골이 전상장골극보다 높으면 일자허리(평평한 요추의 만곡) 경향이 있으며, 전상장골극이 치골보다 높으면 요추전만 경향이 있다고 판단한다. 정상적인 구조는 치골과 전상장골극이 수평으로 나타난다.

일자허리는 전형적으로 골반의 후방 경사, 고관절 신근, 복사근과 하부 복직근의 단축, 둔부의 근육이 약해지는 경향, 요추 심부에 있는 전종인대 단축, 대퇴골의 외회전과 관련이 된다. 일자허리는 현대사회의 생활과 밀접한 관련이 있다. 앉았을 때 구부정해

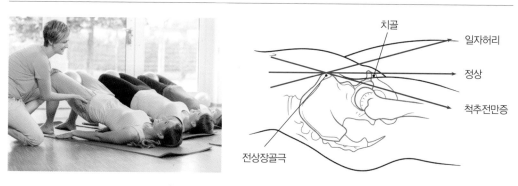

그림 7-11   척추전만증과 일자허리의 평가 방법

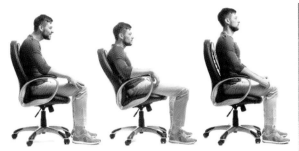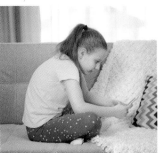

그림 7-12　바르지 못한 자세

진 자세로 요추는 후만 형태가 되고, 요추 구조의 변화로 느슨해진 후종인대가 더 늘어나 요추후만을 가속화한다.

　생체역학적인 관점에서 일자허리는 충격 흡수 기능이 감소하기 때문에 인생 후반기에 압박에 따른 구조의 변화, 만성적인 허리 통증이 나타난다(퇴행성). 우리 몸은 요추에 가해지는 충격을 디스크가 흡수하는 구조다. 부드럽게 'C 자형'으로 휜 요추는 충격과 하중을 분산한다. 일자허리는 압력이 원활하게 분산되지 않아 디스크가 뒤쪽으로 빠져나올 위험성이 있다.

　노인은 골반 후방 경사가 나타나고, 흉곽이 무너진 척추로 내려가면서 복부 압박이 가해져 좌골 대신 천골로 앉는 습관이 생기기 때문에, 상체의 무게를 지탱하는 무릎까지 영향을 받는다. 이는 지면에서 오는 힘을 불충분하게 흡수하여 생기는 결과로 추측된다. 치유비니요가는 요추의 형태를 바르게 해 디스크의 압력을 해소하는 방법으로 부장가아사나, 우스트라아사나, 구르기, 매켄지 운동(mckenzie exercise)을 추천한다.

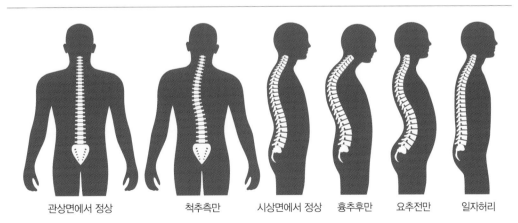

관상면에서 정상　　척추측만　　시상면에서 정상　　흉추후만　　요추전만　　일자허리

그림 7-13　척추 불균형의 종류

척추후만증, 척추전만증, 일자허리와 관련된 근육

아래의 근육들은 기능해부학 편으로 돌아가 기시점과 정지점, 주요 기능(작용)을 살펴보고 그에 따른 체형과 연결하여 적용해야 한다.

① 요방형근(단단히 잡아라)

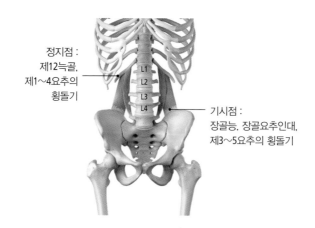

정지점 :
제12늑골,
제1~4요추의
횡돌기

기시점 :
장골능, 장골요추인대,
제3~5요추의 횡돌기

② 장요근(바르게 서라)

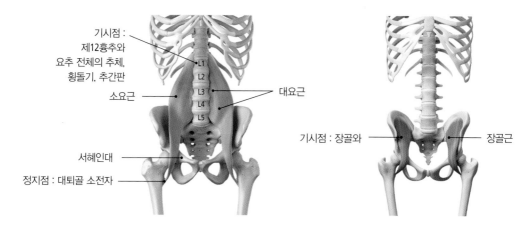

기시점 :
제12흉추와
요추 전체의 추체,
횡돌기, 추간판

소요근

대요근

서혜인대

정지점 : 대퇴골 소전자

기시점 : 장골와

장골근

③ 전종인대(보살펴라)

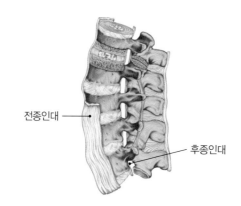

전종인대

후종인대

④ 복직근(곧은 마음을 가져라)

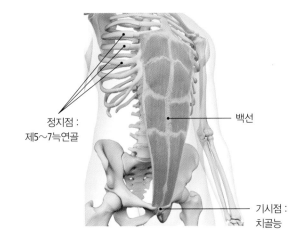

정지점 :
제5~7늑연골

백선

기시점 :
치골능

⑤ 횡격막(믿음을 가져라)

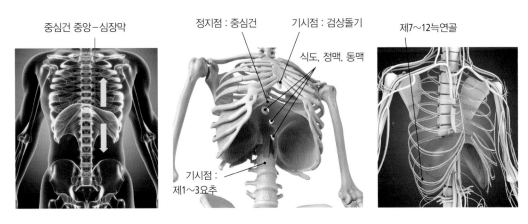

중심건 중앙−심장막

정지점 : 중심건

기시점 : 검상돌기

식도, 정맥, 동맥

제7~12늑연골

기시점 :
제1~3요추

⑥ 대퇴직근(불의와 싸워라)

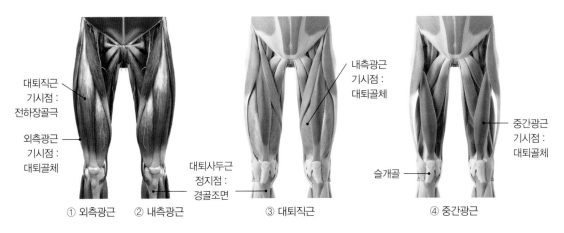

대퇴직근
기시점 :
전하장골극

외측광근
기시점 :
대퇴골체

내측광근
기시점 :
대퇴골체

중간광근
기시점 :
대퇴골체

대퇴사두근
정지점 :
경골조면

슬개골

① 외측광근 ② 내측광근   ③ 대퇴직근   ④ 중간광근

⑦ 대둔근(힘을 합쳐라)

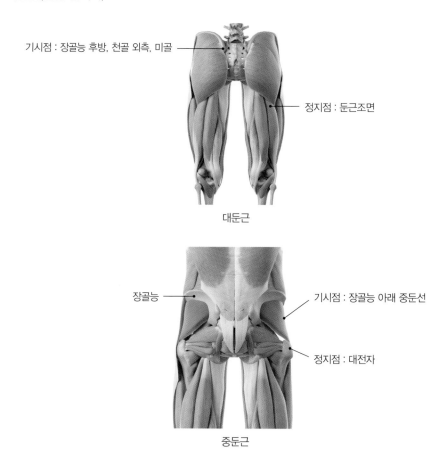

기시점 : 장골능 후방, 천골 외측, 미골

정지점 : 둔근조면

대둔근

장골능

기시점 : 장골능 아래 중둔선

정지점 : 대전자

중둔근

⑧ 대퇴장골인대

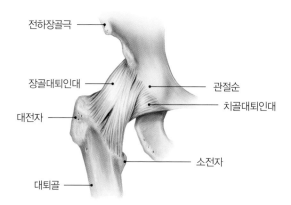

전하장골극

장골대퇴인대

관절순

치골대퇴인대

대전자

소전자

대퇴골

⑨ 복사근(협력하라)

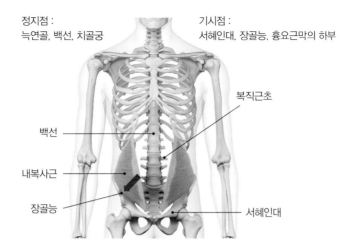

정지점 :
늑연골, 백선, 치골궁

기시점 :
서혜인대, 장골능, 흉요근막의 하부

복직근초

백선

내복사근

장골능

서혜인대

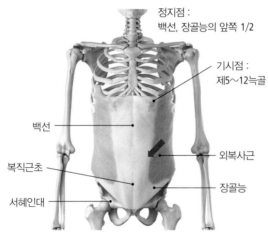

정지점 :
백선, 장골능의 앞쪽 1/2

기시점 :
제5~12늑골

백선

복직근초

서혜인대

외복사근

장골능

⑩ 대흉근(마음을 열어라)

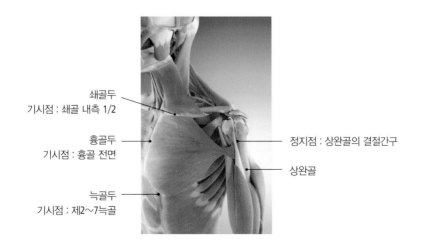

쇄골두
기시점 : 쇄골 내측 1/2

흉골두
기시점 : 흉골 전면

늑골두
기시점 : 제2~7늑골

정지점 : 상완골의 결절간구

상완골

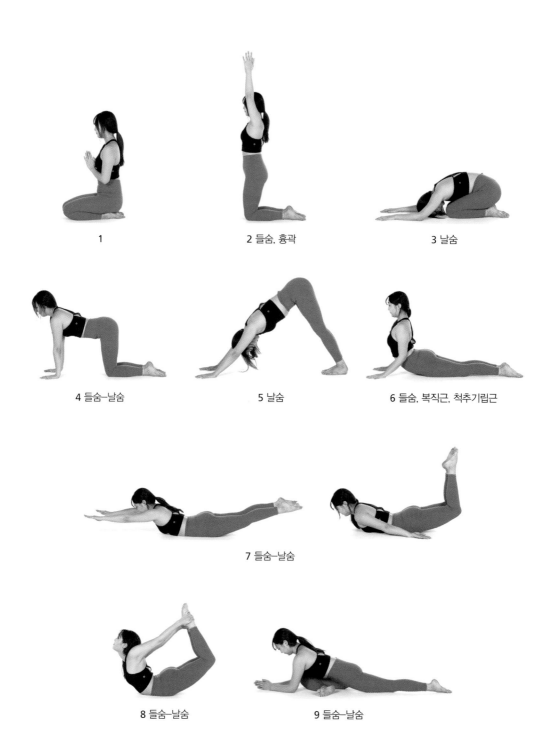

1

2 들숨, 흉곽

3 날숨

4 들숨–날숨

5 날숨

6 들숨, 복직근, 척추기립근

7 들숨–날숨

8 들숨–날숨

9 들숨–날숨

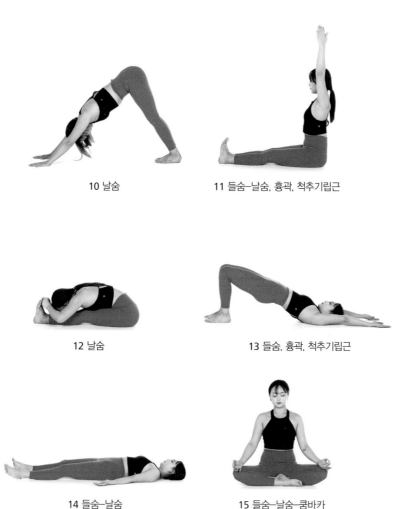

10 날숨

11 들숨-날숨, 흉곽, 척추기립근

12 날숨

13 들숨, 흉곽, 척추기립근

14 들숨-날숨

15 들숨-날숨-쿰바카

6~7 부장가아사나와 살라바아사나는 흉추의 근육을 강화하고, 흉곽과 복직근을 강하게 신장한다.

8 다누라아사나는 척추기립근의 수축성 긴장을 유발해, 전면부의 근육에 이완성 긴장을 유도한다.

9 에카파다라자카포타아사나는 호흡근과 횡격막의 균형을 유지해 무너진 흉추와 흉곽을 세운다.

13 대둔근을 강화하면 골반이 안정화되어 요방형근, 요장늑근, 척추기립근을 세운다.

14~15 사바아사나와 싯다아사나에서는 호흡으로 흉곽과 횡격막을 강화하고, 쿰바카로 내부 장기의 긴장을 해소해서 내부의 균형을 이룬다. 이를 통해 흉골과 늑골의 안정화가 일어난다. 즉 흉곽이 안정되면 상체의 무너짐을 예방한다.

척추후만증에 대한 치유비니요가 적용 방법은 다음과 같다.

① 복부 전면을 이완하라.

② 전종인대에 영향을 주기 위해 흉추를 신전하라.

③ 흉추 신전 시 복부를 강하게 펴라.

④ 골반의 안정화로 흉곽의 무너짐을 막기 위해 둔근을 강화하라.

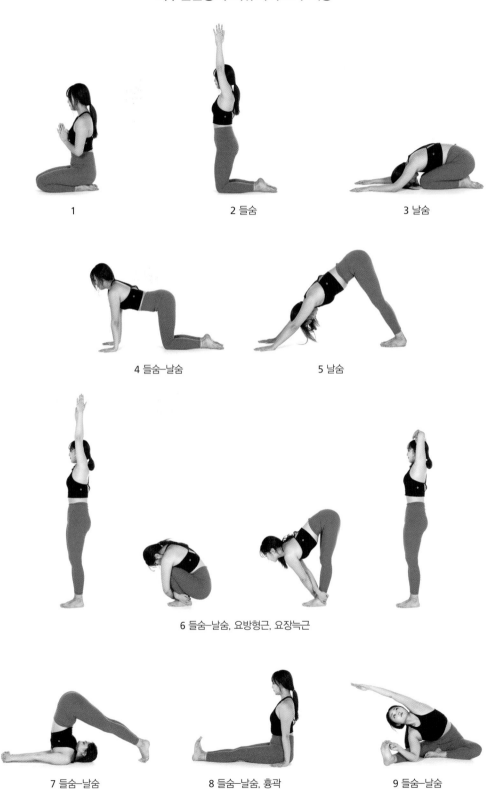

1

2 들숨

3 날숨

4 들숨-날숨

5 날숨

6 들숨-날숨, 요방형근, 요장늑근

7 들숨-날숨

8 들숨-날숨, 흉곽

9 들숨-날숨

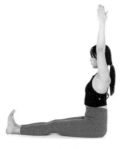

10 들숨–날숨

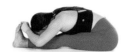

11 날숨

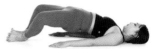

12 들숨, 장요근, 대둔근

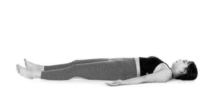

13 들숨–날숨

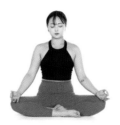

14 흉곽, 횡격막, 쿰바카

1~5 카크라바카아사나는 척추의 유연성과 관련이 있다. 척추전만증은 요방형근과 요장늑근의 단축성 수축, 장요근과 복직근의 신장성 수축으로 변위한 것이다. 마르자리아사나의 척추 움직임을 적용한다. 요추의 움직임과 호흡의 알아차림이 중요하다. 발라아사나 변형은 후종인대와 요방형근, 요장늑근의 이완성 긴장을 유도해 척추전만증을 치유한다.

6 우타나아사나 Ⅱ는 제3요추가 포인트다. 골반과 고관절의 안정성을 위해 케틀벨을 사용한다.

9 파리브르타자누시르사아사나는 요방형근의 이완성 긴장을 만들어 척추전만증 치유에 도움이 된다. 척추전만증은 고관절 내회전과 연계된다.

12 세투반다아사나는 대둔근을 강화하고, 슬괵근을 수축성 긴장으로 강화한다.

14 싯다아사나에서는 호흡으로 흉곽과 횡격막을 강화하고, 쿰바카를 통해 내부 장기의 긴장을 해소해서 내부의 균형을 이룬다.

척추전만증에 대한 치유비니요가 적용 방법은 다음과 같다.

① 요부기립근막과 요방형근을 이완하라.

② 후종인대의 수축성 긴장을 해소하기 위해 요추를 굴곡 하라.

③ 장요근을 이완하라.

④ 둔근과 슬괵근을 강화하라.

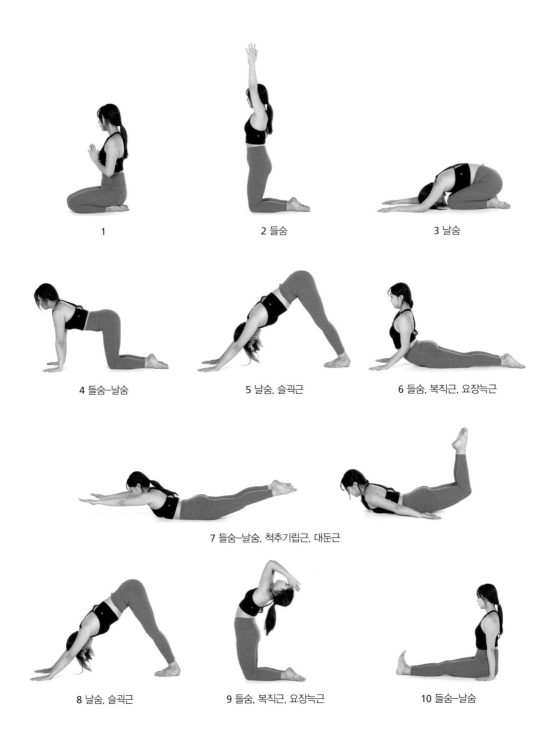

1

2 들숨

3 날숨

4 들숨-날숨

5 날숨, 슬괵근

6 들숨, 복직근, 요장늑근

7 들숨-날숨, 척추기립근, 대둔근

8 날숨, 슬괵근

9 들숨, 복직근, 요장늑근

10 들숨-날숨

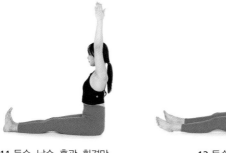

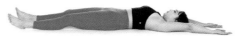

11 들숨-날숨, 흉곽, 횡격막   12 들숨, 복직근, 요장늑근, 요방형근

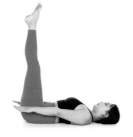

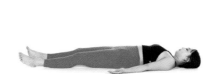

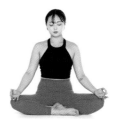

13 날숨, 늑간근   14 들숨-날숨   15 들숨-날숨, 쿰바카

1~5 카크라바카아사나는 척추의 유연성과 관련이 있다. 일자허리는 요방형근과 요장늑근의 장요근과 신장성 수축, 복직근의 단축성 수축으로 변위한 것이다. 마르자리아사나의 척추 움직임을 적용한다. 요추의 움직임과 호흡의 알아차림이 중요하다.

6~7 부장가아사나와 살라바아사나는 흉추를 신전하면서 흉추와 요추의 움직임을 개선한다. 척추를 드는 것이 아니라 뒤로 젖힌다는 느낌으로 해야 하며, 허리에 통증이 발생하면 좋은 움직임이 아니다.

8 아도무카스바나아사나에서 미니 푸시업으로 요추의 만곡을 만든다(중력 이용).

9 우스트라아사나는 대둔근의 긴장성 수축과 중력의 중심을 제3요추에 집중해 제11~12흉추를 조정하여 실행한다.

12~13 우르드바프라사리타파다아사나는 들숨에 요추의 만곡을 만들어 이용한다.

9~13 치유비니요가 전문가의 지도가 필요하다.

15 싯다아사나에서는 호흡으로 흉곽과 횡격막을 강화하고, 쿰바카를 통해 내부 장기의 긴장을 해소해서 내부의 균형을 이룬다.

일자허리에 대한 치유비니요가 적용 방법은 다음과 같다.
① 요방형근을 강화하라.
② 후종인대의 수축성 긴장을 해소하기 위해 요추를 굴곡 하라.
③ 장요근을 강화하라.
④ 부장가아사나를 활용해 흉추와 요추를 강화하라.

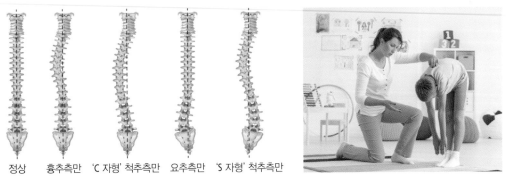

| 정상 | 흉추측만 | 'C 자형' 척추측만 | 요추측만 | 'S 자형' 척추측만 |

그림 7-14   척추측만증

7 척추측만증의 평가

척추는 신체 구조(골격)의 중심축이다. 척추 간 관절로 구성되며, 많은 운동 분절로 운동 범위가 크다. 척추는 운동성(mobility)과 안정성(stability)으로 상반되는 특징을 갖춘 골격 구조다.

척추는 신체의 기둥 역할을 하며, 중추신경의 전달 통로다. 추간원판으로 충격을 흡수하고, 다양한 움직임을 만들어낸다. 인체를 전면이나 후면에서 봤을 때 척추가 일직선을 유지해야 한다. 척추측만증(scoliosis)은 인체의 중심축에서 척추가 좌측이나 우측으로 휘거나 치우친 상태로, 척추의 회전 변형도 동반된다. 척추측만증을 발생 원인에 따라 구분하면 다음과 같다.

기능적 · 비구조적 측만증 : 외적 원인

기능적 · 비구조적 측만증은 만곡 내의 추체 회전이나 비대칭적 변화가 동반되지 않은 경우로, 만곡은 대부분 길고 완만한 모양이다. 따라서 측만증의 원인을 해결하거나, 간단한 치유비니요가 동작과 자세 교정 운동으로 치유가 가능하다. 기능적 · 비구조적 측만증이 발병하기 전에 척추 주위의 약한 근육과 만성적으로 수축된 근막이나 근육을 강화하기 위해서는 꾸준한 스트레칭, 요가, 수영, 걷기, 약한 근력 운동 등으로 지속적인 관리가 필요하다.

구조적 측만증 : 선천적 · 내적 원인

구조적 측만증은 형태학적 이상으로 발생하기 때문에 조기 진단과 치료가 필요하다. 만곡은 짧고 급격한 각도를 보이는 경향이 있다. 성장기에는 부모의 세심한 관찰이 필요하다.

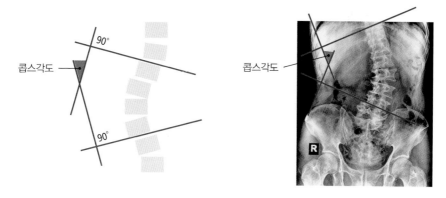

그림 7-15 콥스각도 측정

척추측만증의 평가 방법은 다음과 같다.

① 척추의 엑스레이 촬영 평가다. 엑스레이 촬영 후 척추측만증 정도를 평가하기 위해 콥스각도(cobb's angle)를 측정한다. 척추측만증이 발생한 가장 돌출된 부위를 찾아 양 끝에 있는 추골에서 평행선을 긋고, 각 선에서 직각이 되는 선을 이루는 각도를 잰다(그림 7-15). 콥스각도가 10° 이상인 경우 척추측만증이다. 콥스각도가 25°가 넘으면 겉모습에 변화가 나타나고, 45° 이상이면 수술을 고려해야 한다. 이런 평가 방법은 의사의 진단이 필요하다.

② 눈으로 보는 평가(시진視診)다. 관상면에서 골반이나 어깨의 높이가 서로 다르거나, 몸통이 한쪽으로 치우쳐 'C 자형'이나 'S 자형'이 나타난다. 'C 자형' 척추측만증은 어느 한쪽에 나타나는 척추의 곡선으로, 요추나 흉추에 시각적으로 불균형한 형태가 보인다. 만곡 된 쪽의 어깨가 올라가고 앞으로 나오면서 팔이 짧아 보이며, 오목한 쪽의 견갑골이 척추 내측으로 근접할 뿐만 아니라 장골능이 더 높고, 지방 접힘(허리의 군살)이 나타날 수 있다(그림 7-16).

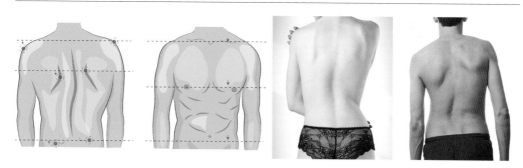

그림 7-16 'C 자형'·'S 자형' 척추측만증의 만곡

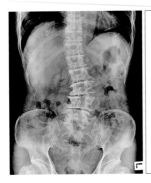
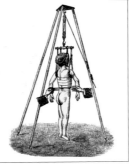

그림 7-17 척추측만증과 축성 신장 운동

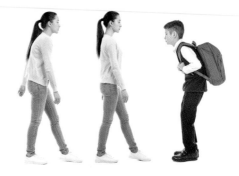

그림 7-18 척추측만증과 걸음걸이, 책가방 멘 모습

'S 자형' 척추측만증은 척추의 중심축에서 양쪽 변위가 최소 2개(예를 들어 위쪽 만곡은 흉추 오른쪽, 아래쪽 만곡은 요추 왼쪽) 연관되기 때문에 'C 자형' 척추측만증보다 복잡하며, 신중하고 적절한 평가와 치유 접근이 필요하다. 즉 'S 자형' 척추측만증은 'C 자형' 척추측만증에 대한 보상작용이 나타난다(그림 7-16). 치유비니요가는 수리야-나마스카라를 추천한다.

③ 구조·기능적 불균형으로 다리 길이 차이를 이용한 평가다. 다리 길이가 무릎과 고관절, 골반, 천골, 요추에 영향을 주고, 위로 올라가면서 흉추와 경추에도 영향을 미치기 때문이다.

④ 기능적 운동장애로 평가한다. 정적·동적 균형을 잡기 어렵고, 좌우로 뒤뚱거리거나 한쪽으로 치우치는 걸음걸이, 오래 앉아 있기 힘들고, 허리 통증과 호흡기, 소화기 장애를 호소하는 경향이 있다(그림 7-18).

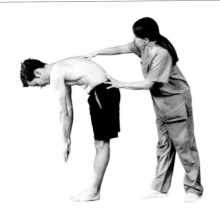

그림 7-19 굴곡 평가

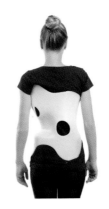

그림 7-20 척추측만증과 보조기

⑤ 가장 쉬운 굴곡 평가는 다리를 붙이고 상체를 앞으로 굽히는데, 약 90°가 될 때 멈추고 뒤에서 바라본다(그림 7-19). 좌우 척추기립근의 균형이 깨지고, 척추가 중심축에서 벗어나 한쪽으로 볼록하거나 오목한 부분이 나타난다(Adam's forward bend test, 척추측만증 검사 방법).

척추측만증이 청소년기에 많이 발생하는 까닭은 골격의 성장이 근육량의 증가보다 빠르게 진행되는 시기이기 때문이다. 체격에 맞지 않는 책걸상 사용과 같은 부적절한 학습 환경, 무거운 책가방을 한쪽으로 메고 다니는 습관, 장시간 바르지 않은 자세로 컴퓨터 사용, 운동 부족 등도 척추측만증의 원인으로 본다. 콥스각도가 25~45°인 척추측만증이라고 진단 받았을 때, 증상의 심각성에 따라 수술이나 보존적 치료를 시행한다.

보존적 치료에는 보조기 사용(그림 7-20), 견인 치료, 교정 운동 치료(치유비니요가) 등이 있다. 보조기는 예방과 진행을 완화하기 위한 방법으로 사용된다. 척추측만증과 밀접한 관련이 있는 코어 근육이 중요한 기능을 한다. 치유비니요가에서 사용하는 호흡법과 근육, 신경의 신체 조절 능력(우르드바프라사리타파다아사나)을 이용한 협응력, 발목과 고관절의 유연성과 안정성이 중요하다.

척추측만증과 관련된 근육

아래의 근육들은 기능해부학 편으로 돌아가 기시점과 정지점, 주요 기능(작용)을 살펴보고 체형과 연결하여 적용해야 한다.

① 척추기립근(가슴을 펴고 멀리보라)

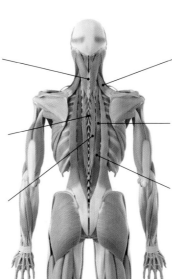

두최장근
기시점 : 제1~3흉추 횡돌기,
제4~7경추 횡돌기, 관절돌기
정지점 : 측두골 유양돌기

경장늑근
기시점 : 제3~7늑골
정지점 : 제1~6늑골

경최장근
기시점 : 제1~6흉추 횡돌기
정지점 : 제2~5경추 횡돌기

흉장늑근
시작점 : 제7~12늑골
정지점 : 제1~6늑골

흉최장근
기시점 : 천골, 장골능,
요추 극돌기, 흉추 횡돌기
정지점 : 제2~12늑골, 요추 횡돌기

요장늑근
기시점 : 천골, 장골능, 흉요추부
정지점 : 제6~12늑골, 흉요추부
심부와 요추 극돌기

② 요방형근(단단히 잡아라)

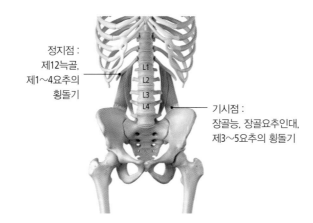

정지점 :
제12늑골,
제1~4요추의
횡돌기

L1
L2
L3
L4

기시점 :
장골능, 장골요추인대,
제3~5요추의 횡돌기

③ 외늑간근, 내늑간근(협력하라)

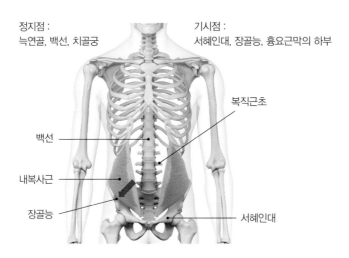

정지점 :
늑연골, 백선, 치골궁

기시점 :
서혜인대, 장골능, 흉요근막의 하부

복직근초

백선

내복사근

장골능

서혜인대

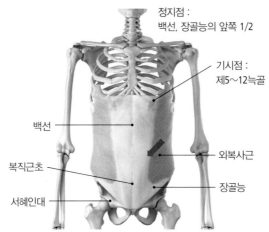

정지점 :
백선, 장골능의 앞쪽 1/2

기시점 :
제5~12늑골

백선

복직근초

서혜인대

외복사근

장골능

④ 횡격막(믿음을 가져라)

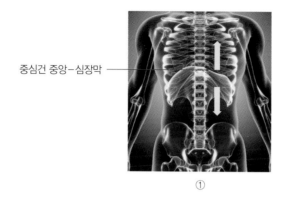

중심건 중앙-심장막

①

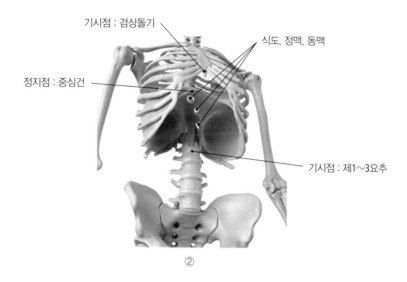

기시점 : 검상돌기

식도, 정맥, 동맥

정지점 : 중심건

기시점 : 제1~3요추

②

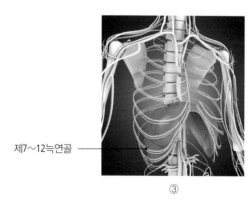

제7~12늑연골

③

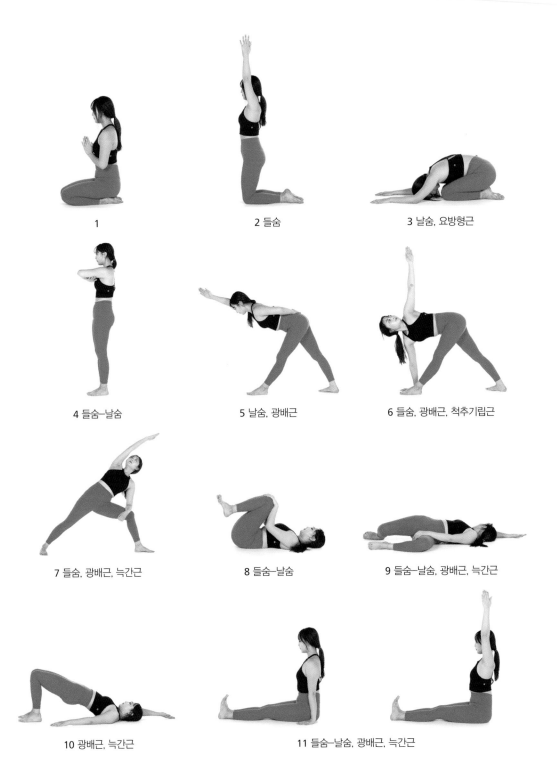

1

2 들숨

3 날숨, 요방형근

4 들숨-날숨

5 날숨, 광배근

6 들숨, 광배근, 척추기립근

7 들숨, 광배근, 늑간근

8 들숨-날숨

9 들숨-날숨, 광배근, 늑간근

10 광배근, 늑간근

11 들숨-날숨, 광배근, 늑간근

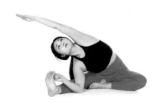

12 들숨–날숨, 광배근, 늑간근, 요방형근

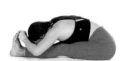

13 들숨–날숨, 척추기립근, 코어 근육

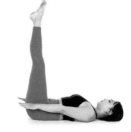

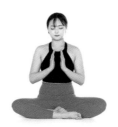

14 쿰바카

3~4　척추측만증의 평가에 따른 것으로, 무릎을 뒤로 뺀다. 요방형근과 늑간근에 신장성 수축을 요구하는 자세다.

5~7　아르다파르스보타나아사나, 파리브르타트리코나아사나, 우티타파르스바코나아사나는 광배근과 호흡근(횡격막과 늑간근)을 활성화하는 동작이다. 3회 실시 후 1회 유지해 호흡과 알아차림에 집중한다. 골반의 중립을 유지하는 것이 중요하다. 아르다파르스보타나아사나는 광배근과 호흡근을 신장성 수축하는 동작이며, 파리브르타트리코나아사나는 광배근의 단축성 긴장을 유도하는 동작이다. 상완골의 전방 탈출과 후방 탈출에 관여하며, 견갑골과 상완골두가 닿는 부분에 영향을 준다(그림 7–6). 5~7 자세는 흉곽의 근육이 호흡을 통해 확장과 수축을 동시에 해야 한다. 흉곽의 균형, 늑골과 흉추의 관절에 영향을 준다(케틀벨 사용).

9　자타라파리바르타나아사나 변형은 광배근의 신장성 수축을 통해 단축성 긴장을 해소하고, 흉곽의 늑간근을 활용해 늑골과 흉골의 흉추 관절에 영향을 준다. 세투반다아사나는 골반의 안정화를 위해 대둔근의 단축성 긴장을 유도해 척추측만증을 치유한다.

11~12　단다아사나와 파리브르타자누시르사아사나는 광배근과 늑간근을 다스린다.

13　파스치모타나아사나와 우르드바프라사리타파다아사나는 척추기립근의 균형을 돕고, 코어 근육을 강화·안정화한다.

14　싯다아사나에서는 호흡으로 흉곽과 횡격막을 강화하고, 쿰바카를 통해 내부 장기의 긴장을 해소해서 균형을 이룬다.

척추측만증에 대한 치유비니요가 적용 방법은 다음과 같다.
① 호흡근을 통해 흉곽과 흉골의 위치를 잡아라.
② 광배근과 요방형근을 척추의 만곡에 적용해 신장성 긴장을 만들어라.
③ 골반의 안정성을 위해 둔근을 강화하라.

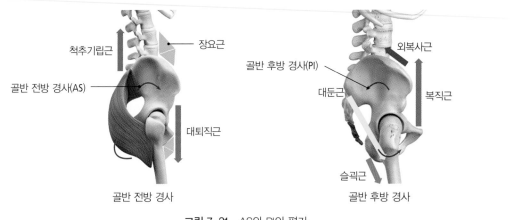

그림 7-21 AS와 PI의 평가

8 골반 전방 경사와 골반 후방 경사의 평가

그림 7-21은 골반 전방 경사(AS)를 유발하는 고관절 굴근과 척추기립근의 짧힘으로 대퇴직근과 장요근, 척추기립근의 단축성 수축으로 척추전만증이 증가하는 것을 보여준다. 반면에 골반 후방 경사(PI)를 유발하는 고관절 신근과 슬괵근, 복직근, 외복사근의 짧힘으로 복직근과 대둔근, 슬괵근의 긴장성 수축으로 척추후만증이 증가하는 것을 보여준다.

　AS는 장골이 천골에 대해 전방으로 변위하면서 상방으로 움직이는데, 관절면(천장관절)과 고관절의 회전 방향, 골반의 기울기 때문이다. 장골이 전상방으로 움직이고, 천골과 정상적인 관절에서 이탈해 일어난다. PI는 장골이 천골에 대해 후방으로 변위하면 하방으로 움직인다. 장골이 후하방으로 움직이고, 천골과 정상적인 관절에서 벗어난다.

　그림 7-22는 기본적인 골반의 AS와 PI의 움직임을 나타낸다. 한쪽 장골이 AS(전상방)가 되면 반대쪽 장골은 균형을 유지하기 위해 PI(후하방)가 된다. 천골의 변위 기울기에

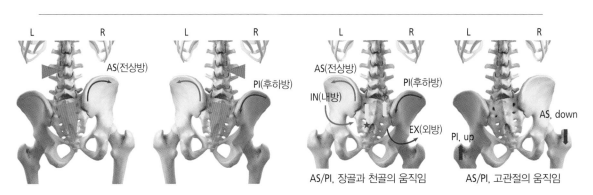

그림 7-22 AS와 PI 장골과 천골에 의한 요추 평가　　　　그림 7-23 AS와 PI 통증과 하지 길이 평가

따라 'C 자형' 요추측만도 따라온다.

그림 7-23은 전상방으로 장골의 변위가 일어나면 장골 전면은 안으로(IN) 움직이고 천골은 전방으로 따라가지만, 처음에는 후방으로 빠지면서 장골 하부 내측과 천골 하부 외측 공간이 넓어져 통증이 나타난다. 고관절은 내회전으로 움직이고 대퇴골두가 안으로 들어가면서(125° 이하) 약간 내려가는 구조로, 다리가 길어지는 장족 현상이 나타난다. 후하방으로 장골의 변위가 일어나면 장골 전면은 밖으로(EX) 움직이고 천골은 후방으로 따라가지만, 처음에는 전방으로 밀리면서 장골 상부 내측과 천골 상부 외측에 공간이 넓어져 통증이 나타난다. 고관절은 외회전으로 움직이고 대퇴골두가 밖으로 나가면서(125° 이상) 약간 올라가는 구조로, 다리가 짧아지는 단족 현상이 나타난다.

골반 전방 경사, 골반 후반 경사와 관련된 근육

아래의 근육들은 기능해부학 편으로 돌아가 기시점과 정지점, 주요 기능(작용)을 살펴보고 체형과 연결하여 적용해야 한다.

① 대퇴직근(불의와 싸워라)

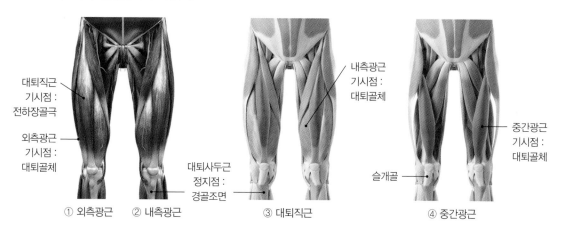

대퇴직근
기시점 :
전하장골극

외측광근
기시점 :
대퇴골체

대퇴사두근
정지점 :
경골조면

① 외측광근 ② 내측광근

내측광근
기시점 :
대퇴골체

③ 대퇴직근

중간광근
기시점 :
대퇴골체

슬개골

④ 중간광근

② 슬괵근(기둥이 되고 버텨라)

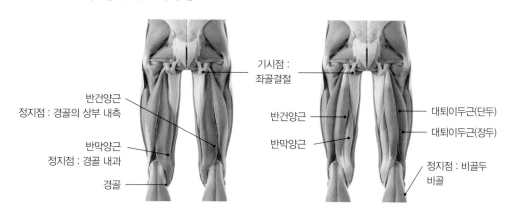

반건양근
정지점 : 경골의 상부 내측

반막양근
정지점 : 경골 내과

경골

기시점 :
좌골결절

반건양근

반막양근

대퇴이두근(단두)

대퇴이두근(장두)

정지점 : 비골두
비골

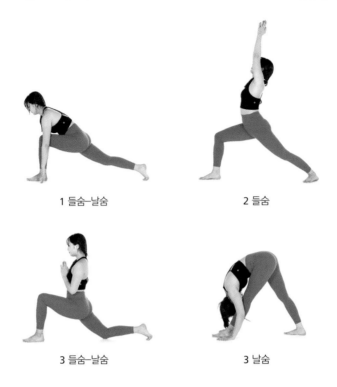

1 들숨-날숨   2 들숨

3 들숨-날숨   3 날숨

1   비라바드라아사나의 변형인 런지 자세는 장요근의 신장성 수축을 만드는 전형적인 동작이다. AS의 원인은 다양한 근육이 존재하지만, 특히 장요근은 요추와 장골, 대퇴골의 소전자와 관련성으로 설명된다. 동시에 AS를 바르게 하는 주요 근육이다.

2   비라바드라아사나에서 런지는 AS의 원인을 장요근과 대퇴직근의 단축성 긴장으로 형성되는 구조로 보기 때문에, 두 가지 근육을 적용한다(케틀벨 사용).

3   파르스보타나아사나는 슬괵근을 신장성 수축하는 자세다. PI는 좌골결절에서 기시한 슬괵근의 긴장, 장요근과 대퇴직근의 약화로 형성되는 구조이므로 이중에서 슬괵근이 중요하다.

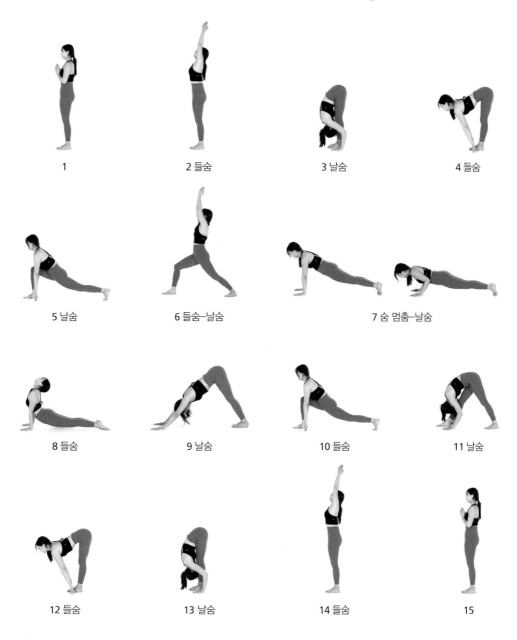

수리야−나마스카라 변형 시퀀스는 AS와 PI에 최적화된 자세로 구성된다. 수리야−나마스카라는 AS
와 PI의 치유 근육인 대퇴직근과 장요근, 대퇴이두근을 중심으로 구성해 골반의 안정성을 확보하는 동
시에 균형을 만든다(케틀벨 사용). 모든 신체 구조의 불균형을 치유하기 전에 치유비니요가 전문가에게
체형을 평가 받고 수리야−나마스카라를 적용할 것을 권장한다.

골반 전방 경사와 후방 경사에 대한 치유비니요가 적용 방법은 다음과 같다.
① AS는 대퇴직근을 신장성 수축한다.
② PI는 슬괵근을 신장성 수축한다.
③ 골반과 고관절의 안정성을 위해 케틀벨을 사용한다.

⑨ 내반슬과 외반슬의 평가

중력중심선에서 무릎이 중앙에 위치하지 않고 벗어난 것을 내반슬(genu varum), 오다리 ('O 자형' 다리), 안짱다리, 휜 다리 등으로 부른다. 내반슬은 선천적으로 발생하는 경우와 후천적으로 발생하는 경우가 있다. 내반슬은 바르지 않은 자세 때문에 나타나는 경우가 많다. 즉 후천적으로 발생하며, 남성보다 여성에게 많이 나타나는 경향을 보인다.

내반슬의 신체 구조를 살펴보면 골반 전방 경사(AS), 고관절의 내회전, 슬개골의 내측 이동, 경골의 약한 외회전, 발의 회외다(슬개골과 경골조면의 중앙선 유념). 원인은 출산, 책상다리, 다리를 꼬는 자세, 하이힐 등으로 다양하고 복합적이다. 내반슬이 진행되면 무릎 내측 인대의 단축과 외측 인대의 신장, 내전근의 단축, 무릎관절 내측의 비정상적인 압박, 무릎관절 외측의 비정상적인 장력 증가에 따른 관절 손상 등 병리적 이상이 나타난다. 골반과 허리의 변형으로 통증이 나타나고, 체형도 매우 불안정하게 보이면서 체형의 변화를 가져오며, 미용상 문제가 있다. 나이가 들면서 퇴행성 관절염을 비롯해 여러 질환의 원인이 되기도 한다. 내반슬은 고관절 내회전에 따른 대퇴부 내전근의 단축성 구축, 대퇴부 외회전의 신장성 구축, 대퇴이두와 둔근 등 고관절 주변 근육의 약화로 나타나기 때문에 이런 근육을 강화하고 균형을 맞추는 것이 중요하다.

외반슬(genu valgum)은 X 다리('X 자형' 다리), 무릎끼리 부딪친다 하여 'knock-knee'라고 한다. 즉 외반슬이란 양쪽 무릎 사이가 붙고, 발목 사이가 벌어지는 경우를 말한다. 엄밀히 말하면 고관절 골두가 외회전 형태다. 고관절이 외회전 되고, 이를 보상하기 위해 무릎은 더 안쪽으로 움직이기 때문이다.

외반슬은 선천적으로 발생하는 경우와 후천적으로 발생하는 경우가 있다. 선천적인 원인은 부모님에게서 물려받은 유전적인 원인, 비타민 D 결핍에 따른 구루병, 뇌성마비나 소아마비처럼 신경·근육계의 문제로 골이 변형되는 경우다. 후천적인 원인은 동양인의 좌식 문화, 현대인의 운동 부족, 바르지 않은 자세, 보행 습관, 척추측만증 등

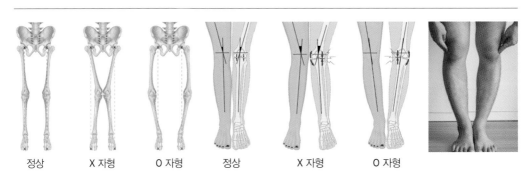

| 정상 | X 자형 | O 자형 | 정상 | X 자형 | O 자형 | |

그림 7-24   내반슬과 외반슬의 평가

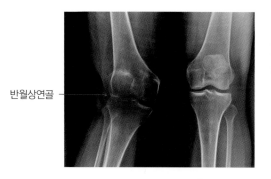
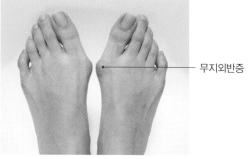

반월상연골

무지외반증

그림 7-25 내반슬과 외반슬의 평가

이다.

　외반슬을 방치하면 무릎관절에 무리를 주어 통증이 나타날 수 있으며, 젊은 나이에 퇴행성 관절염이 발생할 수도 있다. 즉 외반슬은 무릎관절 외측으로 통증이 유발된다. 외반슬의 신체 구조를 살펴보면 골반 후방 경사(PI), 고관절 골두의 외회전, 슬개골의 외회전, 경골이 약한 내회전으로 이동, 발의 회내다. 발의 아치가 무너짐으로써 엄지발가락에 부하가 걸려 무지외반증이 나타나기도 한다. 외반슬은 고관절의 외회전에 따른 대퇴부 내전근의 신장성 구축, 대퇴외전근의 단축성 구축으로 나타난다.

　고관절의 내회전에 관여하는 근육은 소둔근과 중둔근의 전섬유, 대퇴근막장근, 장내전근과 단내전근, 치골근이다. 이런 근육은 2차적인 내회전 근육으로 작용한다. 대다수 내전근이 조선을 따라 대퇴골 후면에 부착된다. 내전근의 단축이 발생하면 대퇴골이 외회전 한다. 하지만 대퇴골 간부가 휘면 근육의 힘줄에 영향을 준다. 대퇴골 간부가 휘면 조선은 대부분 고관절에 있는 회전의 장축이 전방에 놓여 고관절의 내회전을 만들기 때문이다(그림 7-26).

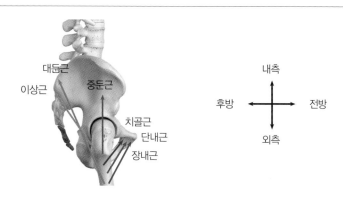

그림 7-26 고관절과 내반슬, 외반슬의 관계

내반슬, 외반슬과 관련된 근육

아래의 근육들은 기능해부학 편으로 돌아가 기시점과 정지점, 주요 기능(작용)을 살펴보고 체형과 연결하여 적용해야 한다.

① 대둔근(힘을 합쳐라)

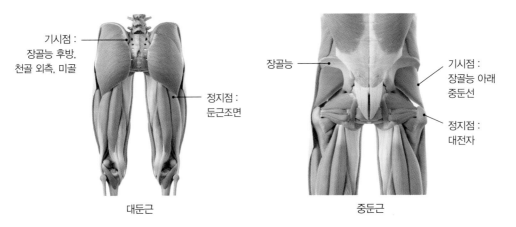

기시점 :
장골능 후방,
천골 외측, 미골

정지점 :
둔근조면

장골능

기시점 :
장골능 아래
중둔선

정지점 :
대전자

대둔근   중둔근

② 고관절 내전근군(보호하라)

내전근군은 보통 대퇴골 내전 작용에 관여한다. 하지만 특이하게 휨 현상으로 대퇴골두를 내회전하는 2차적 작용을 한다. 따라서 'O 자형' 다리를 치유하고자 한다면 내전근 신장성 수축 작용을 적용한다. 반대로 'X 자형' 다리를 치유하고자 한다면 내전근 단축성 수축을 할 수 있는 자세로 해야 한다.

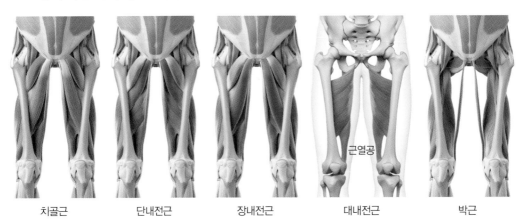

근열공

치골근   단내전근   장내전근   대내전근   박근

③ 이상근(살펴라)

이상근은 내반슬, 즉 'O 자형' 다리에 적용하는 근육이다. 천골의 전면, 대퇴골 대전자에 정지한다. 'O 자형' 다리는 대퇴골두의 위치가 내회전 된 것으로 125° 이하면 'O 자형' 다리로 판단한다. 이상근은 내회전 된 대퇴골두를 외회전으로 이동시키는 근육을 선택해야 한다.

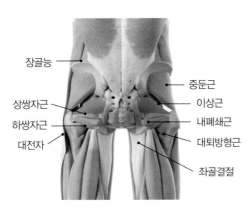

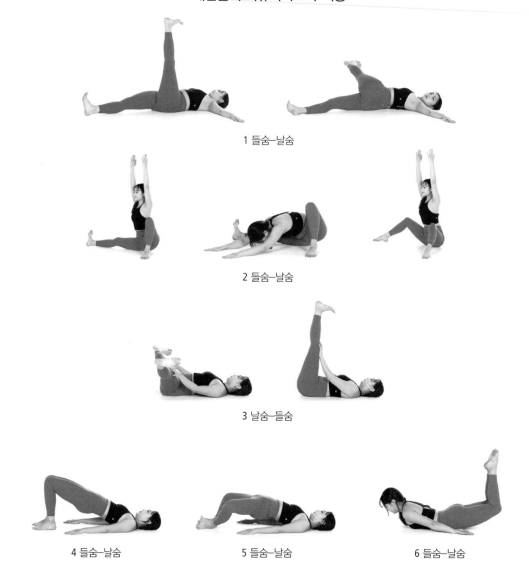

1 들숨-날숨

2 들숨-날숨

3 날숨-들숨

4 들숨-날숨   5 들숨-날숨   6 들숨-날숨

1   숩타받다코나아사나는 발목을 외전 해 대둔근을 강화하는 자세다. 이때 저항을 이용하라.

2~3   우파비스타코나아사나, 숩타프라사리타파당구스타아사나는 내반슬에 적합한 자세로, 내전근의 신장성 수축을 통해 내회전 된 대퇴골두를 외회전으로 전환한다. 이때 저항을 이용하라.

4~6   드위파다피담, 세투반다아사나, 살라바아사나는 내반슬에 관여하는 대둔근과 이상근을 단축성 수축을 만들어 내회전 된 대퇴골두를 외회전으로 전환한다.

5   세투반다아사나는 대퇴골의 둔근조면에 부착된 대둔근을 강하게 외회전 하고, 단축성 수축을 한다.

내반슬에 대한 치유비니요가 적용 방법은 다음과 같다.

① 내반슬에는 대둔근을 단축성 수축한다.

② 골반과 고관절의 안정성을 위해 케틀벨을 사용하라.

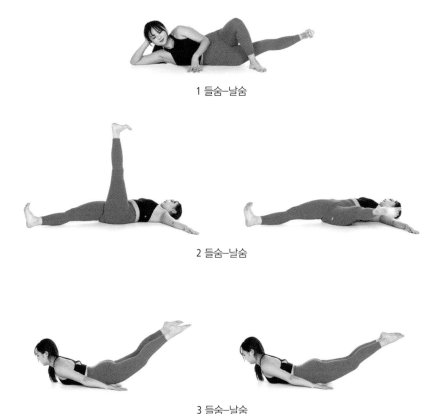

1 들숨–날숨

2 들숨–날숨

3 들숨–날숨

1~2 숨타받다코나아사나는 외반슬에 적합한 자세로, 내전근을 단축성 수축을 통해 외회전 된 대퇴골두를 내회전으로 전환한다.

3 살라바아사나는 내전근의 단축성 수축을 통해 외회전 된 대퇴골두를 내회전으로 전환한다.

외반슬에 대한 치유비니요가 적용 방법은 다음과 같다.

① 외반슬에는 내전근을 단축성 수축한다.

② 골반과 고관절의 안정성을 위해 케틀벨을 사용하라.

③ 전경골근을 살펴라(외반슬고 내반슬 동일).

참고 문헌

B. K. S. 아헹가 지음, 현천 옮김, 《요가 디피카》, 법보신문사, 1997.

R. T. 플로이드 지음, 정진욱 옮김, 《운동 · 기능해부학》, 한미의학, 2012.

개리 크래프트소 지음, 조옥경 옮김, 《웰니스를 위한 비니요가》, 학지사, 2011.

데보라 로이저 지음, 이법이 옮김, 《인체해부학》, 포널스출판사, 2018.

도널드 뉴먼 지음, 김종만 옮김, 《근골격계의 기능해부 및 운동학》, 정담미디어, 2010.

리다 김 지음, 《내 몸과 마음을 여는 비니요가의 비밀》, 북램, 2018.

리처드 L. 드레이크 외 지음, 조희중 외 옮김, 《GRAY 해부학》, 이퍼블릭, 2010.

박흥기 외 지음, 〈한국인의 고관절 회전 가동 범위의 측정 및 비교 고찰〉, 《대한정형도수치료
  학회지》, 9권 1호, 2003.

석세일 외, 〈내번주 및 외번주에 대한 상박골 과상부 절골술〉, 《대한정형외과학회지》, 12권
  2호, 1977.

스바뜨마라마 요긴드라 지음, 박영길 옮김, 《하타의 등불》, 세창출판사, 2015.

스콧 K. 파워스 외 지음, 최대혁 · 소위영 옮김, 《파워 운동생리학》, 라이프사이언스, 2018.

안드레아스 베살리우스 지음, 엄창섭 옮김, 《사람 몸의 구조》, 그림씨, 2018.

안의수 외 지음, 《알기 쉬운 인체 해부학》, 대한나래출판사, 2010.

오승길 외 지음, 〈요통환자의 엉치엉덩관절 기능부전에 대한 도수교정 후에 하지의 생체역학
  적인 변화〉, 《대한물리치료사학회지》, 8권 1호, 2001, pp. 893~906.

우제호, 〈회전근개의 상완골 골두 횡로 양상〉, 울산대학교, 2005.

유승희 · 박수연 지음, 《현대인의 건강관리를 위한 운동처방》, 태근문화사, 1997, pp.
  318~322.

주정화 외 지음, 《근골격계의 통증 치료》, 군자출판사, 1999.

키노 맥그레거 지음, 홍승준 · 김윤 옮김, 《아쉬탕가 요가의 힘》, 침묵의향기, 2017.

함인주 지음, 《근육학》, 에스테틱근막연구회(비매품).

Birch, J. G., Herring, J. A., Roach, J. W., & Johnston, C. E. "Cotrel-Dubousset instrumentation in
  idiopathic scoliosis," *A preliminary report. Clinical orthopaedics and related research,* 1988, pp.
  24~29, 227.

Bland. J. H., *Disorders of the Cervical Spine, Diagnosis and Medical Management,* W. B. Saunders
  Co., 1987.

Burkhart, Stephen S., Craig D. Morgan, and W. Benjamin Kibler. "Shoulder injuries in overhead athletes: the 'dead arm' revisited," *Clinics in sports medicine* 19.1, 2000, pp. 125~158.

Cailliet, R., & Eccles, A, *Soft tissue pain and disability*, F.A. Davis Co., 1977.

Chansirinukor, W., Wilson, D., Grimmer, K., et al., "Effects of backpacks on students: Measurement of cervical and shoulder posture," *Australian Journal of Physiotherapy*, 2001, pp. 110~116.

DePalma, M. J., and Johnson, E. W., "Detecting and treating shoulder impingement syndrome: The role of scapulothoracic dyskinesis," *Physician & SportsMedicine*, 2003, pp. 25~32.

Ekstrom, R. A., Soderberf, G. L., and Donatelli, R. A., "Normalization procedures using maximum voluntary isometric contractions for the serratus anterior and trapezius muscles during surface EMG analysis," *Journal of electromyography and kinesiology*, 2005, pp. 418~428.

Greenfield, B. R. U. C. E. "Upper quarter evaluation: structural relationships and independence," *Orthopedic physical therapy,* Churchill Livingstone, 2001.

Inman, Verne T., JB deC M. Saunders, and LeRoy C. Abbott. "Observations on the function of the shoulder joint," *JBJS* 26.1, 1944, pp. 1~30.

Lau, K. T., Cheung, K. Y., Chan, K. B., et al., "Relationships between sagittal postures of thoracic and cervical spine, presence of neck pain, neck pain severity and disability," *Manual Therapy*, 2010, pp. 457~462.

Lukasiewicz, A. C., McClure, P., Michener, L., et al., "Comparison of 3-dimensional scapular position and orientation between subjects with and without shoulder impingement," *Journal of Orthopaedic & Sports Physical Therapy*, 1999, pp. 574~586.

Wang, C. H., McClure, P., Pratt, N. E., et al., "Stretching and strengthening exercises: Their effect on three-dimensional scapular kinematics," *Archives of Physical Medicine and Rehabilitation*, 1999, pp. 923~929.

Wheeler, A. H. "Diagnosis and management of low back pain and sciatica." *American family physician*, 52.5, 1995, pp. 1333~1341.

찾아보기

가

가동관절 43
가성늑골 78, 114
가슴우리 78
가자미건궁 106, 107
가장자리 46
감각기관 165, 166
감각신경 56
감마운동신경 56
갑상샘저하증 42
갑상샘항진증 42
갑상샘호르몬 42
개구장애 62
거골 97
거북목증후군 177, 178
거상(어깨 으쓱 동작) 75
검상돌기 88, 95, 118
견갑거근 75
견갑골 39, 68
견갑골의 관절와 81
견갑상완 리듬 77, 90
견갑하근 83
견갑하와 83
견관절 31
견봉 32, 114, 186
견쇄관절 77
견인 치료 209
견흉관절 77
결가부좌 100
결절 46, 58
결절간구 84, 90
결합조직 37
경골 내과 104
경골신경 106, 107
경골조면 99
경락 63
경막 64
경반극근 66, 98
경장늑근 97
경첩관절 43, 44
경최장근 98

경추 67
경판상근 65
고관절 내전근군 100
고관절 신근 194
고유수용기 감각 56, 70
골격근 39, 49
골내막 40
골단판 40
골두 46
골반 32, 92, 194
골반 기울기 23, 25, 177
골반의 너비(장골능) 114
골반의 변위 69
골반 전방 경사 214
골반 회전 26
골반 후방 경사 194, 214
골수강 39, 40
골지건기관 56, 57
골프엘보 192
골화 69
공기골 168
공동 46
공통건 103
과신전 34
관골구 32
관골궁 61
관상면 21
관상축 21
관절 가동 범위 24
관절각 46
관절강 43
관절 공간 122
관절낭 40, 43
관절돌기 98
관절면 46
관절 범위 24
관절상결절 90
관절연골 40
관절와상완관절 77
관절테두리 32
관절하결절 91
광배근 83, 84, 96

교감 167
교감신경 64, 168
교근 62
교정 63
교정 운동 치료 209
구관절 32
구심성 수축 53
구안와사 62
구조적 불균형 177
구조적 측만증 206
굴곡 26
굴근 40
굽타아사나(비밀좌) 166
그란티 124, 172
극근 97
극돌기 30, 67
극상근 80
극상와 80
극하근 81
극하와 81
근골격계 19
근내막 51
근력 검사 81
근력 약화 31
근막 145, 206
근막동통증후군 80
근방추 56, 185
근방추 밀도 56
근섬유 49, 51
근원섬유 마디 52
근위 23, 45
근위부 107
근육 경련 30
근육 다발 51
근육 다발막 51
근육돌기 62
근육 위축 31
근육정맥펌프 107
근육 힘살 51
근전도 53
근형질 세망 52
금강저 118
급성 요통 31
기능적 · 비구조적 측만증 206
기능적 운동장애 208
기시점 37, 52, 53
긴장성 근육 55
긴장성목증후군 76
길항근 53, 72

나

나디 172
나디소다나 프라나야마(교호호흡) 168, 172
나울리 95
날숨 후 멈춤(바야 쿰바카) 118
내반슬 218
내번 25
내번주 108
내복사근 93, 96
내이의 전정기관 71
내장근 49
내전근 100
내측광근 98
내측두 91, 106
널힘줄 51
늑골 30, 39, 77
늑골두 85
늑골와 30
늑연골 41
능동 관절 가동 범위 28
능동 보조 관절 가동 범위 29
능동적인 수축 29
능형근 87
니야마 169

다

다관절 근육 106
다누라아사나 137
다열근 66, 98
단내전근 100
단다아사나 156
단백질 분해 42
단전호흡 168
단족 현상 215
단축 검사 102
단축성 수축 185
단축 신호 185
담경 62, 63, 64, 66, 69, 88
대내전근 100
대능형근 87
대동맥 화학수용기 168
대둔근 102
대요근 101
대원근 83
대장경 69, 72
대전자 92
대좌골궁 103
대추(융추) 67

대퇴골 39, 92
대퇴골 소전자 101
대퇴골 외측 105
대퇴근막 102
대퇴근막장근 101
대퇴방형근 103
대퇴사두근 98
대퇴신경 100
대퇴외회전근 104
대퇴이두근 104
대퇴정맥 127
대퇴직근 98
대후두직근 64
대흉근 85
데시카차르 113
도수근력검사 69
돌기 46
동통 증후군 31
두개골 39, 41
두개천골 65
두반극근 64, 66, 98
두정골 61
두직근 66
두최장근 98
두판상근 65
둔근 102
둔근조면 46, 92, 102
둔부 삼두근 103
둥근어깨 자세 177, 179, 186
드위파다피담(두 발 지지 자세) 163
들숨 후 멈춤(안타라 쿰바카) 118
등장성 수축 53
등척성 수축 52
디아나 166

라

라자단타 166
레카차 94
롬베르그검사 70
루드라의 결절 173

마

마나스 165
마니푸르차크라 116, 168
마르자리아사나(고양이 자세) 121
마리차아사나 21, 159
막내골화(막뼈되기) 41
말라아사나 128

매켄지 운동 195
명상의 본질 169
모세혈관 55
목사 165
목의 기울기 23
몸통 40
무릎관절 33, 44
무릎 내측상 97
무릎의 과신전 23
무산소성 대사 55
무산소 호흡 58
물라 173
물라다라차크라 116, 168
물라반다 93, 114, 119, 169, 173
미세섬유 52
미토콘드리아 55

바

바드라아사나(행운좌) 166
바야 쿰바카(날숨 후 정지) 94
바즈라아사나(금강좌) 166
바카아사나 85, 130
반건양근 104
반관절 43
반극근 66, 98
반막양근 104
반월상연골 44
발라아사나(아기 자세) 119
발통점 97
방광경 64, 98, 106, 107
배측 굴곡 26, 27
백선 93, 94
복와위 24
복직근 95
복횡근 94, 96
볼프의 법칙 41
봉공근 99
부교감신경 168
부동관절 43
부장가아사나 135
불규칙골 39
불수의근 49
브라만 165, 169
브라흐만의 결절 172
브륵샤아사나(나무 자세) 70
비갑개 168
비골두 104
비골측부인대 43
비니요가 113

비라바드라아사나(전사 자세) 70, 86, 107, 115, 142
비복근 106
비슈누의 결절 173
비슈다차크라 168
비파리타카라니 65, 155
빈야사 121

사

사각근 72
사마디 167
사바아사나 95, 165
사하스라라차크라 116
살라바아사나 126
살람바사르방가아사나 154
삼각근 89
삼각근조면 46
삼초경 62, 69, 90, 91
상과 46
상관관계 31
상관절면 30
상관절와 67
상두사근 64
상둔신경 103
상방 회전 192
상부 복직근 95
상부 불균형 186
상부섬유 62
상쌍자근 103
상악골 39, 40, 43
상완골 39, 79, 108
상완골 대결절 80, 81
상완골두 75, 83
상완골 소결절 능선 83
상완삼두근 91
상완 신경총 64, 72
상완이두근 90
상후거근 87
생체역학 37
서혜인대 93, 94, 100
섬유관절 42
섬유성 유착 179
섬유연골결합 43
세투반다아사나 161
소뇌성 실조증 71
소뇌의 평형감각 183
소능형근 87
소둔근 102
소사각근 72
소요근 101

소원근 82
소장경 63, 69, 72
소전자 92
소좌골궁 103
소화기 장애 208
소후두직근 64
소흉근 86
속근섬유 55, 106
쇄골 41, 69, 118
쇄골두 85
쇄골지 69
쇄골하정맥 72, 86
수궁 116
수근골 39
수동 관절 가동 범위 28
수리야-나마스카라 42, 73
수소이온 농도(pH) 56, 168
수슘나나디 173
수의근 49
수지골 45
수직축 21
수축성 51
수평면 21
순수의식 아트만 173
숨 멈춤(쿰바카) 116
숨의 씨앗 167
숨의 정지 94
숩타받다코나아사나 151
스바디슈타나차크라 116, 168
스트레스 호르몬 42
슬개골 39
슬개인대 99
슬괵근 98, 102, 104
슬근부(무릎 뒤쪽) 100
슬와근 105
슬와동맥 107
승모근 66, 76
시상면 21, 178
시상축 21
신경섬유 49
신경세포 167
신경 에너지 173
신경의 신체 조절 능력 209
신경전달물질 50
신장성 50
신장성 수축 69, 185
신전(후굴) 26, 77
심근 49
심리적 특성 177
심장막 88

심하아사나(사자 자세, 사자좌) 62, 63, 166
싯다아사나(달인좌) 63, 118, 166
쌍자근 103

아

아그니 159
아나하타차크라 116, 168
아도무카스바나아사나(아래를 향한 개 자세) 122
아도무카스바나아사나 변형 133
아르다찬드라아사나(반달 자세) 70, 147
아르다파르스보타나아사나 140
아킬레스건 106
아트만 165
아파나아사나 159
악관절 63
악관절장애 62
안드레아스 베살리우스 37
안면근 49
안장관절 43, 44
안짱다리 218
안타라 쿰바카 94
알파운동신경 56
압통점 76, 81
앙와위 24, 95, 105
약한 근력 운동 206
어깨 기울기 23
어깨충돌증후군 75, 80
어깨 통증 32
억제 반사 57
엄지 대립 27
에이티피아제 55
에카파다라자카포타아사나 134
에카파다코운딘야아사나 변형 127
연골관절 43
연골내골화(연골뼈되기) 41
염증성 장애 30
영성(마음) 165
영적 수행 118
오훼돌기 86, 90
오훼완근 74, 90
와즈라아사나 118
외늑간근 78
외반슬 218
외복사근 93, 96
외이도 178, 186
외장골동맥 127
외전근 102
외측광근 98
외측두 91, 106

외폐쇄근 100, 104
외회전 26
요가스쿼트 128
요골조면 90
요방형근 96
요배근막 96
요장늑근 96, 97
요척관절 27, 107
요천관절 91, 92
요추의 퇴행 31
요추전만 105, 177
요측 굴곡 27
우디아나반다 93, 95, 114, 169, 173
우르드바다누라아사나 22
우르드바프라사리타에카파다아사나 146
우르드바프라사리타파다아사나 164
우르드바하스타아사나(야자수 자세) 74, 83, 139
우스트라아사나(낙타 자세) 124
우짜이호흡 78, 170
우카타아사나 Ⅱ 149
우카타아사나 148
우타나아사나 54, 102, 138
우티타트리코나아사나 21, 72
우티타파르스바코나아사나 143
우파비스타코나아사나 34
운반각 108
원심성 수축 53
원위 요척관절 45
위상성 근육 55
유리연골 41
유산소성 대사 55
유양돌기 66, 69
윤활관절 43
융기관절 43, 45
이상근 99, 103
익상견갑 88
인대결합 43
인대성 윤활낭 43
인드리야 165
일자목 69, 179
일자허리(평평한 요추의 만곡) 177, 194

자

자누시르사아사나 158
자율신경계 49, 167
자타라파리바르타나아사나 152
잘란다라반다 174
장경인대 101, 102
장골 32, 39, 92

장골근 101
장골능 84, 93, 94
장골대퇴인대 32
장골요추인대 96
장내전근 100
장늑근 97
장요근 101
재활 운동 31
재활의학 37
저측 굴곡 26
전거근 88
전방머리 자세 32
전방십자인대 43
전사각근 72
전삼각근 89
전상방 26, 214
전상장골극 92
전자간선 32
전정기관 56, 70, 183
절구관절 43, 44
절흔 46
접형골 39
정지점 39, 52, 53
조골세포 41
조면 46
조선 92
조혈 작용 39
족근골 39
족배근 107
족소음신경 95
족저굴근 106, 107
종골건 107
종자골 39
좌골 32, 40, 92
좌골결절 92
좌골신경 100
좌골신경통 104
좌골융기부 100
주관절 44
주동근 53, 72
중간광근 98
중간섬유 55, 62
중단전 168
중둔근 102
중력중심선 31, 69, 113, 114, 177, 178
중사각근 72
중삼각근 89
중쇄관절 43, 45
중심건 88
중추신경계 49, 56

지근섬유 55, 107
지속흡식중추 167
진성늑골 78

차

차크라 172
차투랑가 42
차투랑가단다아사나 42
차투스파다피담 160
척골두 108
척골 주두 91
척추기립근 97
척추전만증 192, 193
척추측만증 206
척추후만증 192, 193
척측 굴곡 27
천골결절인대 103
천돌혈 168
천장관절 92
천층 62
최장근 97
추간관절 30
추간원판 206
추간판탈출증 104
추내근섬유 56
추외근섬유 56
측굴 25
측두골 61
측두근 62
치골결합 43, 93
치골근선 100
치골능 94
치골대퇴인대 32
치골상지 100
치유비니요가 37, 177

카

카와찰라아사나 변형 129
카우스터브 데시카차르 113
카크라바카아사나(테이블 자세) 120
카크라바카 균형 아사나 125
카팔라바티 171
케틀벨 117
코르티솔 42
콥스각도 207
쿰바카 94
크래프트소 113
크리슈나마차리아 113, 159

타

타마스 172
탄력성 44, 50
탈라아사나 139
태양신경총 168
테니스엘보 192
통각점 63
퇴행성 변화 194
트리코나아사나(삼각 자세) 21, 72
특이성 통증 30

파

파다하스타아사나 132
파당구스타아사나 131
파드마아사나(연화좌) 166, 169
파리가아사나(빗장 자세) 115, 123
파리브르타자누시르사아사나 158
파리브르타트리코나아사나 115, 141
파스치모타나아사나 107, 157
파타비 조이스 159
파탄잘리 94
판상근 65, 66
편평골 39
평면관절 43, 45
평활근 49
프라나 94
프라나야마 167
프라사리타파도타나아사나 145
프라카 94

하

하관절돌기 91
하관절면 30
하단전 168
하대정맥 127
하두사근 64
하둔신경 103
하방섬유 62
하방 회전 192
하부 경인대 76
하부 복직근 95
하부 요추 31
하쌍자근 103
하악골 43, 61
하악지 62
하지 직거상 검사 104, 105
하타비니요가 116

할라아사나 153
함기골 39
항중력근 107
해면골질 40
혈관 펌프 50
협동근 53
협응력 209
호흡조절중추 167
회음부 118, 166
회전근 66
회전근개 75
회전근개건염 80
회전근개의 염증 75
횡격막 78, 88, 169
횡돌기 30, 67
횡문근 49
후경부 66
후굴 자세 124
후두골 상항선 64
후두하근 64
후사각근 72
후삼각근 89
후상장골극 92, 98
후종인대 205
후하거근 96
후하방 26, 214
흉곽출구증후군 72, 80
흉막내압 78
흉반극근 98
흉쇄관절 77
흉쇄유돌근 69, 179
흉요근막 93, 94, 96
흉장늑근 97
흉최장근 96, 97
흉추후만 177

기호

《요가수트라》 94, 113
《하타프라디피카》 118
3단 호흡법 118